Matthias Wentland · Zwangsstörungen

W0076934

Matthias Wentland

Zwangsstörungen

Ein ganzheitlicher Ansatz
zur Diagnose und Behandlung

Reihe:
Allgemeine Beratung, Psychotherapie und Seelsorge im Wandel
Herausgeber: Prof. Dr. Michael Dieterich

SCM R.Brockhaus

SCM

Stiftung Christliche Medien

Band 1 der Reihe
Allgemeine Beratung, Psychotherapie und Seelsorge im Wandel
will einen fächerübergreifenden wissenschaftlichen Beitrag im
Grenzgebiet zwischen Psychologie, Medizin und Theologie liefern.
Michael Dieterich, Herausgeber

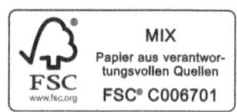

© 2012 SCM R.Brockhaus im SCM-Verlag GmbH & Co. KG
Bodenborn 43, 58452 Witten
Umschlaggestaltung: Katrin Retter, Weil im Schönbuch
Satz: Christian Kuka, Karlsruhe
Druck und Bindung: CPI -- Ebner & Spiegel, Ulm
Gedruckt in Deutschland ·
ISBN 978-3-417-26600-9
Bestell-Nr. 226.600

Inhaltsverzeichnis

Abbildungsverzeichnis

Zusammenfassung

Dieses Buch basiert auf der Masterarbeit des Autors im Fach Counseling Psychology der Lee University (USA)[1].

Die Zwangsstörungen gehören zu den psychischen Störungen und werden im ICD-10[2] unter F42 und im DSM-IV[3] unter 300.3 aufgeführt bzw. beschrieben. Die Betroffenen folgen einem inneren Drang, bestimmte Dinge zu tun oder zu denken. Sie versuchen sich erfolglos gegen diese Zwangshandlungen oder Zwangsgedanken zu wehren und erleben sie als sinnlos und übertrieben. Der Leidensdruck von Zwangspatienten ist sehr hoch. Oft sind sie nicht mehr in der Lage, ihren Beruf auszuüben, alltägliche Dinge wie den Haushalt oder Körperpflege zu erledigen oder ihre Beziehungen in Familie und Freundeskreis zu pflegen.

Die Zwangsstörung kann sich in unterschiedlicher Art und Weise äußern. Man unterscheidet zwischen Wasch- und Putzzwängen, Kontrollzwängen, Zählzwängen, Ordnungszwängen und Sammelzwängen. In der Allgemeinbevölkerung ergeben Studien eine Lebenszeitprävalenz[4] von 2 - 3 %. Demzufolge ist die Zwangsstörung die vierthäufigste psychische Störung nach den Phobien, der Depression und den Suchterkrankungen.

Die verschiedenen Psychotherapie-Schulen haben unterschiedliche Ansätze, um diese Krankheit zu verstehen und zu behandeln. Die Psychoanalyse nimmt an, dass Zwangsstörungen aus einer Verdrängung von Konflikten aus der Kindheit entstehen: Zwangsstörungen sind ein Versuch, latente Ängste zu ersetzen. Die kognitiv-behaviorale Therapieschule geht davon aus, dass die

---

[1] Das Studium wurde an der Zweigstelle in Freudenstadt absolviert, nähere Infos dazu unter www.bibelseminar.de oder www.bts-ips.de.

[2] International Classification of Diseases, tenth revision

[3] Diagnostic and Statistical Manual of Mental Disorders, fourth edition

[4] Die Prävalenz oder Krankheitshäufigkeit sagt aus, wie viele Menschen einer untersuchten Gruppe an einer bestimmten Krankheit erkrankt sind bzw. erkranken.

Zwangsstörung erlernt worden ist: Wenn eine bestimmte Angst erlernt wurde, versucht der Betroffene sie durch eine Zwangshandlung zu vermeiden. Die Neurophysiologie hat herausgefunden, dass bei Zwangsstörungen das Zusammenwirken des präfrontalen Cortex[5], der Basalganglien[6] und des limbischen Systems[7] gestört ist. Dem entsprechend kann eine Pharmakotherapie - eine Psychotherapie begleitend - zu einer Verringerung der Symptomatik führen.

In der christlichen Seelsorge-Literatur finden sich mehrere Modelle für den Umgang mit Zwangsstörungen. Ihnen gemeinsam ist, dass die geistliche Ebene des Glaubens berücksichtigt oder sogar als entscheidend angesehen wird. Sie unterscheiden sich darin, ob und in welcher Weise Erkenntnisse und Techniken der „säkularen" Psychotherapie in die Behandlung einzubeziehen sind und welche Therapieschule dabei bevorzugt wird.

Nach einem Überblick über diese Modelle wird der ganzheitliche Behandlungsansatz der Allgemeinen Beratung, Psychotherapie und Seelsorge (kurz: ABPS) dargestellt, der von der BTS Fachgesellschaft für Psychologie und Seelsorge praktiziert wird. Er benützt Techniken aus verschiedenen Therapieschulen und sieht den Menschen entsprechend der biblischen Schöpfungslehre als eine „lebendige Seele" mit den Teilbereichen Soma, Psyche und Pneuma, die nicht voneinander zu trennen sind. Dementsprechend müssen alle drei Teilbereiche der Seele in der Behandlung berücksichtigt werden, während in den herkömmlichen Therapieformen der spirituelle Bereich „Pneuma" vernachlässigt wird.

---

[5] Der präfrontale Cortex ist ein Teil des Frontallappens der Großhirnrinde (Cortex) an der Stirnseite des Gehirns.

[6] Kerngebiete des Gehirns

[7] System von Nervenstrukturen im Gehirn, das u.a. der Verarbeitung von Emotionen dient

Einleitung

Zwangskranke leben in einem ständigen Schwanken,
in einem Auf- und Niederwogen der Affekte.
Selbst wenn sie ganz ruhig sind,
lauert im Hintergrund die Angst,
es könnte sich eine Zwangsvorstellung melden.
Sie trauen der Ruhe nicht und jede Stille
ist die Stille vor dem Sturm.

Wilhelm Stekel, 1927[8]

Dieses Zitat von Wilhelm Stekel drückt aus, wie es einem Menschen geht, der an Zwängen leidet. Zwangserkrankte leben in einem ständigen Schwanken ihrer Emotionen, ihrer Kognitionen und der Handlungen, die sie ausführen müssen. Selbst wenn sie einen Moment der Ruhe haben, in dem sie nicht von ihren Zwängen geplagt werden, haben sie doch die Angst im Hinterkopf: Jeden Moment könnte sich ein Zwangsgedanke oder eine Zwangsvorstellung mit einem abstoßenden, aggressiven oder sexuellen Inhalt einstellen. Die Betroffenen trauen der Ruhe nicht, sondern sind dauerhaft in Gedanken bei ihren Zwängen. Die drängende Kraft von einschießenden Impulsen ist enorm hoch.

In stark abgeschwächter Form kennen die meisten Menschen aus dem Alltagsleben Gedanken, die sich einnisten können, die aber ein gesunder Mensch filtern und als Unsinn „abschütteln" kann, z.B.:

- „Habe ich das Auto wirklich abgeschlossen?"

- „Habe ich alle Fenster und Türen geschlossen, als ich zur Arbeit gegangen bin?"

- „Ist das Bügeleisen abgeschaltet?"

- „Habe ich den Herd nach dem Kochen wirklich ausgemacht?"

- „Ich bin so verärgert, ich würde Hr./Fr. XY gerne Schaden zufügen."

---

[8] Zitat aus: Pfeifer, 2007, S. 1

Solche kurzen Gedankenblitze, die uns eventuell dazu bringen, den Herd zweimal zu kontrollieren oder nach dem Abschließen der Türe noch einmal nachzusehen, ob sie wirklich zu ist, können wir schnell ablegen und sie belästigen uns nicht den weiteren Tag. Menschen mit Zwangsstörungen können ihre Gedanken nicht abschalten und ihre Ängste nicht kontrollieren. Sie sind dazu gezwungen, verschiedenste Rituale auszuführen, um ihre Ängste zu neutralisieren und nicht dauerhaft unter Hochspannung zu leben.

Der Leidensdruck der Betroffenen ist sehr hoch. Sie können ihre Zwangshandlungen zwar als unsinnig erkennen, sind aber nicht in der Lage diese zu unterbinden, da sie sonst unter massiven Ängsten und Spannungen leiden würden. Sie „müssen" die Handlungen durchführen: sie werden innerlich dazu gezwungen.

Meistens isolieren sich Zwangspatienten wegen ihrer Störung von der Außenwelt. Langsam verlieren sie ihre sozialen Kontakte. Die Zwänge werden so lange wie möglich vor dem sozialen Umfeld verheimlicht. Die Betreffenden schämen sich für ihre Gedanken und leiden unter Schuldgefühlen. Ein Mensch mit Sammelzwang wird in seiner Wohnung allerlei „Müll" ansammeln. Er ist irgendwann nicht mehr in der Lage, Besuch zu empfangen. Ein „Waschzwängler" wird über kurz oder lang den Kontakt zu Mitmenschen meiden, um nicht „kontaminiert" zu werden oder andere mit seiner gefährlichen Krankheit anzustecken. So vereinsamen diese Menschen, sind in ihren Zwängen gefangen und leiden unter Schuldgefühlen.

Hier ein kurzes Beispiel aus der Beratung einer christlichen Frau mit Zwangsstörungen, welches verdeutlichen soll, wie sehr diese Menschen unter Schuldgefühlen und Scham leiden:

„Im Fall von Vera fiel ihr Blick beispielsweise auf die Seifenschale im Badezimmer, der Gedanke ‚Seifengott' bedrängte sie unvermittelt und ängstigte sie in Richtung einer möglichen religiösen Gotteslästerung. Oder sie befand sich unter Menschen und wurde von dem plötzlichen Gedanken „Stell dir alle Menschen nackt vor" beschämt. Zu ganz besonderen Selbstzweifeln an ihrer moralischen Integrität trugen aggressiv-sexuelle gedankliche Intrusionen (= Eindringen / Bedrängungen / Einschießungen) bei mit perversem Inhalt; so wurde sie etwa ‚überfallen' von dem Gedanken ‚Schneide den Penis des Predigers ab', während einer gottesdienstlichen Veranstaltung. Man kann sich die-

ses Gefängnis von Scham und Selbstzweifel bei den Betroffenen vorstellen!"

Oberbillig, 2009, S. 36

An diesem Beispiel wird deutlich, dass auch Christen von dieser Störung betroffen sein können und wie der christliche Glaube den durch die Störung verursachten Leidensdruck sogar verstärken kann. Zwangsgedanken haben oft einen Inhalt, der der Moral des Betreffenden total widerspricht - entsprechend groß sind die Schuldgefühle und der Zweifel am eigenen Glauben.

In den säkularen Psychotherapien wird jedoch der spirituelle Teil eines Menschen wenig bzw. gar nicht berücksichtigt. Diese Arbeit soll dazu beitragen, dass Menschen mit Glaubenshintergrund eine ganzheitliche Beratung bekommen, in der sie zusätzlich lernen, wie sie mit dieser Störung in Bezug auf ihren Glauben umgehen können. Welchen Hintergrund haben ihre Schuldgefühle? Machen sich Menschen, wie in dem oben beschriebenen Fall von „Vera", schuldig vor Gott? Sind ihre Ängste Sünde, weil sie als Gläubige doch unter dem Schutz Gottes stehen und der, den Christus frei gemacht hat, „recht frei" ist (vgl. Joh. 8,36)? Und: Warum lässt Gott dieses Leid in ihrem Leben zu?

Diese und andere Fragen sollen in diesem Buch beantwortet werden. Wie kann Betroffenen geholfen werden, ihre Ängste, Zwangsgedanken und Zwangsrituale / Zwangshandlungen zu reduzieren und wieder ein normales Leben zu führen?

Dazu wird in dieser Arbeit der aktuelle wissenschaftliche Stand über Zwangsstörungen beleuchtet: Woher kommen Zwangsstörungen und wie können sie behandelt werden? Außerdem wirft die Arbeit einen Blick auf die christliche Literatur zu dieser Störung: Wie bewerten christliche Seelsorger Zwangsstörungen und wie sieht ihre seelsorgerliche Hilfe aus? Abschließend fokussiere ich mich auf ein neues Konzept für die Behandlung von Zwangsstörungen, um den ganzen Menschen – mit seinen körperlichen, psychischen und pneumatischen Anteilen und Bedürfnissen – zu berücksichtigen.

Das oben genannte Zitat von Wilhelm Stekel habe ich bewusst an den Anfang gestellt. Der Mensch als Betroffener soll von dieser Arbeit profitieren. Sei es indirekt durch einen Berater oder einen Pfarrer, der sich mit dem Thema Zwangsstörungen auseinandersetzt, oder sei es direkt, indem der Betroffene selbst sich über seine Störung informiert.

1 Beschreibung und Vorkommen der Zwangsstörungen

Bereits im 18. Jahrhundert wurden in der Literatur Zwangs-Phänomene beschrieben. Im 19. Jahrhundert beschrieb Westphal das Zwangsverhalten und die sich aufdrängenden Gedanken von Patienten als eine leichte Form der Schizophrenie ("abortive insanity"). Maudsley (1895) sah dieses Syndrom als eine nicht-psychotische Form der Depression und nannte es „simple melancholy". Sigmund Freud ordnete die Zwangsneurose und die Hysterie als zwei Formen der Übertragungsneurose ein (vgl. Emmelkamp & van Oppen, 2000).

Heutzutage wird zur Klassifikation psychischer Störungen entweder das amerikanische „Diagnostic and Statistical Manual of Mental Disorders, fourth edition" (kurz: DSM-IV) oder die „International Classification of Diseases, tenth revision" (kurz: ICD-10) benutzt. Interessant ist, dass bei der ICD-10 die Zwangsstörungen unter die neurotischen Belastungs- und somatoformen Störungen fallen und dabei eine eigene Unterkategorie bilden, wie phobische Störungen, andere Angststörungen, postraumatische Belastungsstörung oder dissoziative Störungen. Im DSM-IV dagegen werden die Zwangsstörungen den allgemeinen Angststörungen zugeordnet.

Nicolas Hoffmann beschreibt das Erleben der Zwangsstörungen folgendermaßen:

> *„Im Erleben der Kranken vollzieht sich der Werdegang einer Zwangsstörung in drei Episoden. Zu Beginn treten anlässlich von kritischen Lebensereignissen Emotionen auf, die sie nicht bewältigen können. Es kommt daraufhin zu Konfusions- und Unvollständigkeitsgefühlen, die ein starkes Bedürfnis nach Sicherheit und Kontrolle auslösen. Es gelingt den Patienten, die vorläufige Kontrolle über ihren inneren Zustand zu erlangen, aber um den Preis einer Selbstdissoziation, gegen die sie wiederum reagieren müssen"*

> *Ambühl, 1998, S. 1*

Patienten erleben ihr eigenes zwanghaftes Verhalten fast immer verbunden mit Schamgefühlen. Gerade weil sie Einsicht in die Aussichtslosigkeit und Sinnlosigkeit ihres eigenen Handelns haben und wissen, wie sehr ihr eigenes Verhalten von dem der anderen Menschen abweicht, versuchen sie alles, um ihre Störung vor der Umwelt zu verheimlichen. In der Regel sind es nur die allernächsten Verwandten, die über die Zwangsstörung Bescheid wissen.

1.1 Definitionskriterien nach ICD-10 (F42.x)

Die Diagnosekriterien der Zwangsstörungen nach ICD-10 lauten folgendermaßen:

- Zwangsgedanken oder Zwangshandlungen treten innerhalb eines Zeitraums von zwei Wochen an den meisten Tagen auf.

- Die Zwangsgedanken (Gedanken, Ideen oder Bilder) und die Zwangshandlungen (Verhaltensweisen) haben die folgenden Merkmale:

  o Sie werden als Produkte des eigenen Geistes erkannt und folglich nicht als von Personen oder äußeren Einflüssen eingegeben betrachtet;

  o Sie treten wiederholt auf und werden als unangenehm erfahren, wobei mindestens ein Zwangsgedanke oder eine Zwangshandlung als übertrieben oder unangemessen erkannt wird;

  o Der Patient versucht sie zu unterdrücken. Allerdings kann die Unterdrückung des Zwangsgedanken oder der -handlung auf lange Sicht minimal sein. Es gibt mindestens einen Zwangsgedanken oder eine Zwangshandlung, die nicht erfolgreich unterdrückt werden.

  o Das Auftreten des Zwangsgedanken oder die Ausführung der Zwangshandlung an sich wird als unangenehm erfahren.

- Die Zwangsgedanken oder -handlungen verursachen Be-schwerden oder beeinträchtigen das soziale Leben bzw. die Bewältigung des Alltags des Patienten, und zwar meistens aus Zeitmangel.

- Häufigstes Ausschlusskriterium: Die Zwangsgedanken oder – handlungen sind nicht das Ergebnis einer anderen psychischen Störung, wie Schizophrenie oder verwandten Störungen bzw. Affektiven Störungen (vgl. Emmelkamp & van Oppen, 2000).

Die Ausführung von Zwangshandlungen oder Ritualen dient nicht der Durchführung von an sich nützlichen Tätigkeiten, sondern der Reduktion von Ängsten oder Anspannung. Es kann aber auch sein, dass sie dazu dienen, bestimmte gefürchtete Ereignisse zu verhindern. Häufig sind Zwangsstörungen mit der Angst verbunden, dass anderen Menschen Schaden zugefügt werden könnte. Zwangsstörungen verursachen bei Betroffenen einen hohen Leidensdruck, weil sie wissen, dass dieses Verhalten sinnlos oder nicht effektiv ist. Der Betroffene versucht immer wieder, dagegen anzukämpfen.

Wiederkehrende Zwangsgedanken und Zwangshandlungen sind wesentliche Kennzeichen einer Zwangsstörung. Zwangsgedanken sind Ideen, Vorstellungen oder Impulse, die den Patienten immer wieder stereotyp beschäftigen. Sie sind fast immer quälend, weil sie gewalttätigen Inhalts oder obszön sind, oder weil sie einfach als sinnlos erlebt werden. Die Personen haben scheinbar keine Möglichkeit, gegen diese Gedanken oder Handlungen anzugehen. (vgl. Weltgesundheitsorganisation, 1992)

1.1.1 Diagnostische Leitlinien des ICD-10 für Zwangsstörungen:

Für eine eindeutige Diagnose sollen wenigstens 2 Wochen lang an den meisten Tagen Zwangsgedanken oder Zwangshandlungen oder beides nachweisbar sein; sie müssen quälend sein oder die normalen Aktivitäten stören. Die Zwangssymptome müssen folgende Merkmale aufweisen: sie sind gegen den Willen des Patienten und seine rationale und emotionale Überzeugung (vgl. Dieterich & Dieterich, 1996):

- *„Sie müssen als eigene Gedanken oder Impulse für den Patienten erkennbar sein*

- *Wenigstens einem Gedanken oder einer Handlung muss noch, wenn auch erfolglos, Widerstand geleistet werden, selbst wenn sich der Patient gegen andere nicht länger wehrt.*

- *Der Gedanke oder die Handlungsausführung dürfen nicht an sich angenehm sein (einfache Erleichterung von Spannung und Angst wird nicht als angenehm in diesem Sinne betrachtet).*

- *Die Gedanken, Vorstellungen oder Impulse müssen sich in unangenehmer Weise wiederholen."*

Weltgesundheitsorganisation, 1992, S. 165

In der ICD-10 wird die Zwangsstörung in folgende Subtypen unterteilt:

- Zwangsstörungen mit vorwiegend Zwangsgedanken oder Grübel-zwang (F42.0)

- Zwangsstörungen mit vorwiegend Zwangshandlungen (Zwangs-rituale, F42.1)

- Zwangsgedanken und Zwangshandlungen, gemischt (F42.2)

- Sonstige Zwangsstörungen (F42.8)

- Zwangsstörungen, nicht näher bezeichnet (F42.9)

1.2 Definitionskriterien nach DSM-IV (300.3)

Das DSM-IV-TR zählt die Zwangsstörungen nach wie vor zu den Angststörungen, obwohl diese Zuordnung umstritten ist. Gegen die Gleichsetzung spricht die Unterschiedlichkeit der Phänomene und Symptome. Während bei Angstpatienten eindeutig die Angst als emotionale Reaktion im Mittelpunkt steht, beschreiben Zwangspatienten häufig auch andere Gefühle wie Ekel, Unruhe, Anspannung oder ein nicht erklärbares Gefühl von Unvollständigkeit als vorherrschend (vgl. Ambühl, 2005).

Ein weiteres Argument ist, dass im Gegensatz zu anderen Angst--störungen Anxiolytika[9] bei Zwangspatienten kaum die gewünschte Wirkung zeigen. Zudem gibt es bei der Behandlung von Zwangsstörungen deutlich mehr Rückfälle als bei der Behandlung von Angststörungen.

Obwohl die Kriterien der ICD-10 grundsätzlich mit den Kriterien des DSM-IV übereinstimmen, wird die Störung im DSM-IV genauer be-schrieben. Der DSM-IV unterscheidet nicht zwischen Zwangsgedanken und -handlungen, die Ausschlusskriterien sind im DSM-IV besser um-schrieben als bei der ICD-10. Zwangsgedanken und -handlungen müs-sen beträchtliche Probleme verursachen, zeitraubend sein (mehr als eine Stunde pro Tag) oder sie müssen den Alltag, die Berufsausübung oder

---

[9] Anxiolytika sind Medikamente, die Ängste verringern. Synonym verwendet werden die Begriffe Ataraktika („Beruhigungsmittel") oder minor tranquilizer (engl. für „schwache Beruhigungsmittel").

die üblichen sozialen Aktivitäten bzw. Beziehungen zu anderen Personen beeinträchtigen.

Eine detaillierte Beschreibung des Auftretens von Zwangsgedanken oder -handlungen gemäß dem DSM-IV findet sich im Anhang dieses Buches.

1.3 Erscheinungsformen

Zwangsgedanken kommen selten als solche alleine vor. Meistens sind diese Gedanken verbunden mit Ritualen und Zwangshandlungen. 80% aller Ratsuchenden mit einer Zwangsstörung haben sowohl Probleme mit Zwangsgedanken als auch mit Zwangshandlungen.

Die Zwangshandlungen, die am häufigsten vorkommen, sind Waschen und Kontrollieren. Diese und andere häufige Formen der Zwangsstörungen möchte ich hier kurz beschreiben:

1.3.1 Wasch- und Putzzwang

Dieser Zwang ist in der Regel mit der Angst vor einer Ansteckung mit Krankheitskeimen oder Verunreinigung mit menschlichen Ausscheidungen, gefährlichen Chemikalien u.a. verbunden. Typischerweise befürchten die Patienten, sich selber oder Menschen in ihrem Umfeld durch den Kontakt mit diesen Stoffen krank zu machen, sie zu töten oder selbst daran zu sterben (Lakatos & Reinecker, 2007).

Besonders häufig lassen sich Ansteckungsängste feststellen, die dazu führen, dass der Erkrankte der Berührung mit scheinbar „kontaminierten" Dingen exzessive Waschrituale folgen lässt. Die Art und Dauer der Waschrituale kann stark variieren. Bei leichteren Fällen reicht es aus, die Hände unter fließendem Wasser und mit viel Seife abzuspülen. Schwerwiegendere Fälle haben ein genaues Konzept, wie die „Waschung" vorzugehen hat. Diese kann bis zu 30 Minuten oder länger dauern und muss wiederholt werden, wenn der Erkrankte von außen dabei gestört wird. Hier spielt der genaue Ablauf eine große Rolle. Die Art und Weise, wie der Wasserhahn aufgedreht wird, wie oft man den Seifenspender drücken muss, welche Finger zuerst und wie oft eingerieben und abgewaschen werden, mit welcher Hand begonnen werden muss und wieviele Wiederholungen getätigt werden müssen, ist festgelegt. Das Gefühl von Sauberkeit stellt sich erst ein, wenn das

Ritual abgeschlossen ist. Dieses Sauberkeitsgefühl hält aber nicht lange an und es vergeht nicht viel Zeit, bis der Betroffene wieder etwas „Schmutziges" angefasst oder mit den Augen betrachtet hat. Insbesondere Waschzwänge treten häufig zusammen mit Kontrollzwängen und Putzzwängen auf.

Fallbeispiel:

Sonja G. benötigte bereits für das Waschen der Hände und Putzen der Zähne bis zu zwei Stunden Zeit. Duschen und Baden waren mehr oder weniger ganztägige Aktionen. Sonja G. fürchtete, andere Menschen könnten mit winzigen Spuren ihrer Ausscheidungen (Urin und Fäkalien) in Berührung kommen und auf diese Weise Schaden nehmen. Sie war im Laufe der Zeit von den ausgiebigen Zwangsritualen so erschöpft, dass sie mehr und mehr in eine starre Vermeidungshaltung geriet. Weil Waschen und Reinigen so anstrengend waren und fast nie zu einem wirklich befriedigenden Ergebnis führten, wusch sie sich nun gar nicht mehr, sondern beschränkte das Waschen auf das Allernotwendigste. Alle zehn Tage wurde sie von ihrem Lebensgefährten oder einem Pflegedienst gebadet, dazwischen fand so gut wie gar keine Körperpflege mehr statt. Sonja verwahrloste zunehmend. Sie war nicht mehr imstande, die Zähne zu putzen, die Fingernägel zu reinigen oder sich sonst adäquat zu pflegen. Außer Haus ging sie gar nicht mehr, weil sie „unrein" war und Angst hatte, andere zu schädigen. Ihre Vermeidungshaltung ging so weit, dass sie schließlich kaum mehr das Bett verlassen konnte und weitgehend invalide und vereinsamt vor sich hin lebte.

Althaus, Niedermeier, & Niescken, 2008, S. 41-42

1.3.2 Kontrollzwang

Kontrollzwänge sind vor allem dadurch gekennzeichnet, dass die betroffenen Personen von Gedanken gequält werden. Ein vermeintlicher Fehler oder eine Unachtsamkeit könnte zu einer Katastrophe führen. Die Unachtsamkeit wird manchmal sogar in Bereichen vermutet, die eigentlich harmlos sind.

Kontrollzwänge beziehen sich meistens auf elektronische Hausgeräte wie Herd, Bügeleisen oder Kaffeemaschinen. In der zwanghaften Vorstellung der Patienten könnten diese Geräte einen Brand verursachen und dadurch großen Schaden anrichten. In diesem Augenblick der Kontrolle besteht für den Zwangserkrankten kaum Distanzierungsmöglichkeit von den unangenehmen Gedanken, die sie dazu zwingen, noch einmal umzukehren und abermals auf den bereits kontrollierten Herd zu blicken.

Der Zwang kann sich auch auf nicht verschlossene Fenster und Türen bzw. auf ein nicht verschlossenes Fahrzeug beziehen. Hierbei spielt die Befürchtung eines Einbruchs die entscheidende Rolle.

Beim Autofahren stellen sich die Betroffenen immer wieder mögliche Gefahren vor und fürchten, andere Menschen zu schädigen, indem sie durch eine Unachtsamkeit einen Unfall verursachen. Sie vertrauen ihren Sinnen nicht und glauben, ihre Wahrnehmung spiele ihnen einen Streich.

„Ein kurzes Schließen der Augenlider, eine versteckte Bodenwelle, ein unerwartetes Geräusch, ein kleiner Lichtreflex, ein Schatten am Fahrbahnrand, all das reicht als Auslöser, um von quälenden Gedanken verfolgt zu werden"

Althaus, Niedermeier, & Niescken, 2008, S. 38

Die Vorstellung, dass er bei einer Autofahrt einen Menschen verletzt hat, bringt den Zwangsgestörten dazu, Strecken mehrmals abzufahren oder abzugehen.

Einer der häufigsten Auslöser für einen Kontrollzwang ist die Angst, einen Fehler begangen zu haben, der das soziale Ansehen ruinieren könnte (Lakatos & Reinecker, 2007). Aber nicht immer können die Betroffenen genau sagen, worin die zugrunde liegende Angst eigentlich besteht.

1.3.3 Zählzwänge

Zählzwänge können sich ebenfalls auf jedes beliebige Objekt, jede Handlung oder auch auf gedankliche Vorstellungen beziehen. Um ihrer Anspannung und Unruhe Herr zu werden, neigen diese Zwangserkrankten dazu, verschiedenste Dinge zu zählen.

1.3.4 Ordnungszwänge

Ordnungszwänge sind mit dem Drang verknüpft, persönliche Gegenstände, meist Kleider oder Wohnungsinventar, in eine bestimmte „Ordnung" zu bringen. Diese Ordnung hat jedoch wenig mit der gemeinhin bekannten Ordnung zu tun. Der Patient erlebt eine innere Unruhe, wenn z.B. eine Falte der Gardine nicht so liegt, wie er es für ordentlich hält. Wenn Wohnungsgegenstände wie Bilderrahmen nicht exakt so stehen, wie sie sollten, ist es für den Betroffenen kaum aushaltbar. Bei den Ordnungszwängen ist es häufig so, dass die Betreffenden nicht angeben können, welche Befürchtungen oder Konsequenzen damit für sie verbunden sind.

1.3.5 Sammelzwänge

Eine weitere Form der Zwangsstörung ist das Sammeln und Horten. Hier dominiert der Zwang, bestimmte Dinge in ungeheuren Mengen zu sammeln. Die Betroffenen haben Angst, sich von Dingen oder Informationen zu trennen, die eventuell irgendwann noch einmal wichtig sein könnten oder mit der eigenen Person verknüpft sind. Bei diesem speziellen Zwang fürchten sich die Menschen am meisten davor, schriftliche Dokumente auszusortieren wie z.B. Zeitungen, Prospekte, Rechnungen, Kassenzettel, Fahrkarten, Notizzettel oder Geldscheine. Es kann für den Betroffenen unmöglich werden, persönliches Hab und Gut, im weitesten Sinne, wegzuwerfen. Dadurch füllt sich das Haus der Betroffenen immer mehr mit unnützen Dingen, die eine normale Benutzung der Räume unmöglich machen. Schon bald können keine Freunde oder Gäste mehr empfangen werden, wodurch sich die Betroffenen ihres sozialen Umfeldes berauben. Selbst wenn ihnen klar ist, dass das Leben einfacher wäre, ohne die angesammelten Dinge, werfen sie nichts fort.

Fallbeispiel:

Frau N., eine 42-jährige Kellnerin, berichtet von einem Zwang, alles behalten zu wollen, der sie immer wieder in sehr schwierige und oft peinliche Situationen bringt. Besonders schlimm ist dies in Verbindung mit dem Haushaltsmüll. Die Angst, im weggeworfenen Müll könnte sich etwas Wichtiges befinden (z.B. eine persönliche Notiz auf einer Schachtel), führt dazu, dass sie immer mehr Müll ansammelt oder große Anstrengungen unternimmt, um Weggeworfenes wieder zurückzubekommen. Im Extremfall kann dies so weit gehen, dass sie öffentliche Papierkörbe durchwühlt oder in Müllcontainer steigt, um etwas wiederzufinden. Auch extrem eklige Dinge sind davon nicht ausgenommen (z.b. das Aufheben einer Zeitung von der Straße, in der sich Hundekot befand), denn die Angst ist stärker als der Ekel. Sie weiß auch, dass sie sich durch dieses Verhalten in reale Gefahr bringt, etwa wenn sie beim Durchwühlen eines Papierkorbes im Bahnhof auf ein benutztes Fixerbesteck stößt. Dann hört sie zwar auf, doch plagt sie dann hinterher wiederum die Befürchtung, sich vielleicht mit einer lebensgefährlichen Krankheit angesteckt zu haben. „Meine Zwänge sind lebensgefährlich", sagt sie.

Lakatos & Reinecker, 2007, S. 16-17

1.3.6 Zwangsgedanken

Unter die Kategorie der Zwangsgedanken werden nicht nur Gedanken im engeren Sinne gefasst, sondern auch sogenannte „zwanghafte Impulse", z.b. das Herausschreien obszöner Worte. Zu den Zwangsgedanken gehören auch zwanghafte Bilder oder Vorstellungen von Katastrophen oder anderen Unglücken. Inhaltlich drehen sich die Zwangsgedanken vorwiegend um die Angst, gegen soziale Tabus zu verstoßen. Beispielsweise kann die Angst, sich unbeabsichtigt aggressiv zu verhalten, eine Rolle spielen oder die Angst, gegen sexuelle oder religiöse Verhaltensnormen zu handeln.

Normalerweise sind dies nachvollziehbare und rational verständliche Ängste, jedoch

„stehen die gegen sie eingeleiteten Maßnahmen und die damit verbundenen psychischen Kosten in keinem Verhältnis zu dem Risiko."

Lakatos & Reinecker, 2007

1.3.7 Seltene Formen der Zwangsstörungen

Zu den seltenen Formen der Zwangsstörung gehören „zwanghafte Grübeleien" (engl. „ruminations", wörtlich: Wiederkäuen). Diese Grübeleien bestehen aus langen und unproduktiven Gedankenketten, die sich zwar um eine spezifische Frage drehen, aber inhaltlich sehr variabel und ohne Ende sind. Hierbei handelt es sich eigentlich um eine Kombination von Zwangsgedanken und Zwangshandlungen. Ein spezieller Zwangs-gedanke führt zu dem Zwang, dauernd über eine Sache nachdenken zu müssen.

Eine weitere, „extrem seltene Variante" (Lakatos & Reinecker, 2007, S. 17) von Zwängen ist die sogenannte „primäre zwanghafte Langsam-keit". Diese Bezeichnung kommt daher, weil die Patienten extrem lange brauchen um alltägliche Verrichtungen zu erledigen. Vor allem Haus-haltsarbeiten und die Körperpflege werden sehr langsam getätigt. Der Zwang zur Langsamkeit liegt darin begründet, dass diese Aktivitäten sehr sorgfältig und exakt ausgeführt werden müssen. Dieser Zwang artet zu einer „fanatischen Gründlichkeit" (Lakatos & Reinecker, 2007, S. 17) aus, weil alle Handlungen vorher minutiös geplant und durchdacht sind. Nach jedem Schritt wird ausgiebig darüber nachgedacht, ob alles erle-digt ist, um die Schritte danach erneut zu überdenken. Das führt dazu, dass z.B. die morgendliche Körperpflege einen halben Tag in Anspruch nehmen kann.

1.3.8 Häufigkeit der einzelnen Untergruppen

Was die Häufigkeit der einzelnen Untergruppen betrifft, zeigen klinische Untersuchungen sehr eindeutig, dass die meisten Zwangspatienten Waschzwänge oder Kontrollzwänge oder beides aufweisen. Nur Zwangsgedanken treten deutlich seltener auf und alle anderen Unter-formen fallen zahlenmäßig kaum ins Gewicht.

Bei einer typischen Verteilung, die auf einer Untersuchung von insge-samt 616 Patienten in der verhaltenstherapeutischen Klinik in Windbach beruht, ergab sich folgendes Bild:

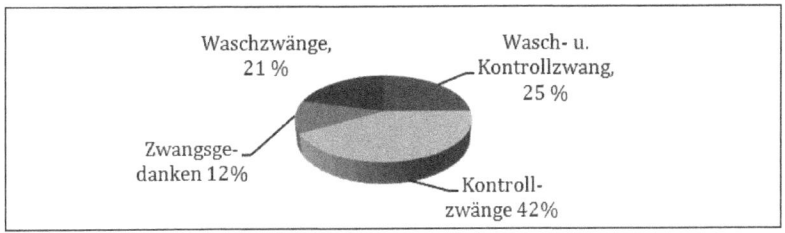

Abb. 1: Häufigkeit der Untergruppen von Zwangsstörungen (Lakatos & Reinecker, 2007, S. 18)

Generell sind Mischformen oder Kombinationen von verschiedenen Untergruppen des Zwangs nicht ungewöhnlich. Die wenigsten Patienten haben nur eine Form der Zwangsstörung. Häufig wird im Verlauf der Störung die Form des Zwanges verschoben und die Symptomatik ändert sich.

1.4 Epidemiologie der Zwangsstörungen

Vor ungefähr 20 Jahren wurde die Prävalenz der Zwangsstörungen auf 0,05 % geschätzt. Aktuelle Studien zeigen, dass die Prävalenzraten der Zwangsstörung weltweit höher (und in verschiedenen Kulturen ähnlich hoch) sind als damals geschätzt. In der Allgemeinbevölkerung ergeben Studien eine Lebenszeitprävalenz zwischen 2 und 3 % und 6-Monats-Prävalenzen von 1 - 2 %.[10] Demzufolge ist die Zwangsstörung die vierthäufigste psychische Störung nach den Phobien, der Depression und den Suchterkrankungen. Sie ist etwa doppelt so häufig verbreitet wie Schizophrenien (vgl. Ambühl, 2005; Lakatos & Reinecker, 2007).

Die Zwangsstörung entsteht zumeist im Alter zwischen 20 und 25 Jahren, bei 10 % der Patienten entstehen die Beschwerden bereits vor dem zehnten Lebensjahr, bei 9 % nach dem vierzigsten. Man fand heraus, dass bei Männern die Beschwerden in jüngerem Alter entstehen als bei Frauen (durchschnittlich im Alter von 20 Jahren gegenüber 25 Jahren). Während bei Frauen ein eher akuter Beginn berichtet wird, zeigen Männer meist einen schleichenden, chronischen Verlauf.

Außerdem entsteht im Durchschnitt ein Reinigungszwang später als ein Kontrollzwang. Im Allgemeinen scheint es hinsichtlich der Häufigkeit der Zwangsstörung keinen Unterschied zwischen Frauen und Männern zu geben. Ungeachtet dessen ist der Reinigungszwang bei Frauen häufiger, während der Kontrollzwang bei Männern eine höhere Prävalenz hat (vgl. Emmelkamp & van Oppen, 2000).

---

[10] Häufigkeit der Personen, die innerhalb von 6 Monaten an einer bestimmten Erkrankung leiden.

1.5 Verlauf der Zwangsstörungen

Der Beginn der Störung lässt sich oft schon in frühen Jahren erkennen. Je nach Studie schwanken die Zahlen bzgl. des Alters der Betroffenen. Anders als Emmelkamp & van Oppen (siehe 2.4) sprechen Lakatos & Reinecker davon, dass etwa ein Fünftel der Patienten bereits in der Kindheit davon betroffen ist und bei den meisten Patienten die Störung schon in der Pubertät beginnt. Sicher scheint, dass sich bis zum Alter von 30 Jahren bereits bei drei Viertel aller Klienten[11] die Störung manifestiert hat, nach dem 40. Lebensjahr ist die Wahrscheinlichkeit eines Ausbruchs der Störung eher unwahrscheinlich.

Männer sind im Schnitt etwa fünf Jahre früher betroffen, was auch damit zusammenhängt, dass im Kindesalter deutlich mehr Jungen (ca. 75 %) Zwänge entwickeln und etwa ein Fünftel dieser Kinder die Zwänge auch bis ins Erwachsenenalter behält. Die Angaben zum Beginn der Störung sollten allerdings mit einer gewissen Vorsicht gesehen werden, da die Störung in der Regel eher schleichend beginnt. Daher ist es oft schwierig, einen genauen Anfangspunkt der Störung festzumachen. Ein Ausbruch der Zwangsstörung nach einem traumatischen Erlebnis ist eher selten. Wenn der Zwangsstörung jedoch tatsächlich ein traumatisches Erlebnis zugrunde liegt, tritt diese am häufigsten in Form von Waschzwänge auf (Lakatos & Reinecker, 2007).

1.5.1 Verlaufstypen

In der prospektiv[12] angelegten Studie von Skoog u. Skoog (1999) wurden die Verlaufstypen einer Zwangsstörung genauer untersucht. Dabei fand man heraus, dass der chronische Verlauf mit 44 % am häufigsten ist, der intermittierende[13] mit 31 % etwas seltener und der episodische mit 10 % am wenigsten vorkam (Ambühl, 2005).

---

[11] In diesem Buch wird aus Einfachheitsgründen generell die männliche Form „Klient", „Patient", „Therapeut" usw. benützt.

[12] Eine prospektive Studie (lat. prospicere: vorhersehen) ist die Überprüfung einer Hypothese durch eine längerfristige Beobachtung ausgewählter Personen im Gegensatz zur retrospektiven Auswertung bereits vorhandenen Datenmaterials.

[13] Intermittierende Krankheit: längere Zeit andauernd, wobei aber Pausen zwischen einzelnen Phasen liegen.

1.5.2 Prognose

Die Zwangsstörung galt lange Zeit als seltene Störung mit schlechter Prognose. Ohne eine adäquate Behandlung ist der Verlauf der Störung ungünstig. Leider zeigt sich, dass bei Patienten mit einer Zwangserkrankung vom Auftreten erster Symptome bis zur ersten Behandlung im Durchschnitt 7,5 Jahre verstreichen (vgl. Ambühl, 2005). Diese Zeit ist für viele Betroffene von Verheimlichung der Symptome, Ausgrenzung aus dem sozialen Umfeld oder Missverständnissen von Angehörigen und Freunden geprägt. Der erste Kontakt zur professionellen Hilfe ist daher oft schambesetzt und stark belastend, zugleich aber auch die letzte Hoffnung des Erkrankten.

Wenn bei Erwachsenen eine Zwangsstörung länger als ein Jahr andauert, tritt selten eine Spontanremission (spontane Heilung) auf. Wird die Zwangsstörung nicht behandelt, kommt es häufig zu einem chronischen Verlauf der Störung. Dies könnte auch eine Erklärung sein, warum die Störung zu 44 % (siehe 2.5.1) chronisch verläuft. Die Betroffenen warten mit der Behandlung zu lange, was zur Folge hat, dass sich die Störung chronifiziert. Unbehandelt sind Zwänge von gleichbleibendem Charakter und Phasen längerer Symptomfreiheit ausgesprochen selten. Meistens verschlimmert sich die Zwangsstörung im Laufe der Zeit und führt in einigen Fällen zu depressiven Beschwerden, Alkoholmissbrauch oder zu Beziehungsproblemen. In Stressphasen verschlimmern sich die Symptome (vgl. Emmelkamp & van Oppen, 2000; Ambühl, 2005).

1.6 Komorbidität[14]

Die Zwangsstörung tritt häufig zusammen mit anderen Störungen auf. Die Komorbiditätsrate von anderen Achse I-Diagnosen mit Zwängen liegen insgesamt zwischen 1/3 und 2/3. Am häufigsten treten affektive Störungen zusammen mit Zwangsstörungen auf.

A. Gamma und J. Angst haben in ihrer Zürich-Studie eine hohe Komorbidität von 53 % zwischen Zwangsstörung und bipolarer Störung festgestellt (vgl. Ambühl, 2005, S. 25-26).

---

[14] = gleichzeitig mit Zwangsstörungen auftretende weitere Störungen oder Erkrankungen

Eine weitere hohe Komorbidität zeigt sich mit der Depression. Untersuchungen zeigen, dass ca. 28 - 38 % der Patienten mit einer Zwangsstörung auch die Diagnosekriterien für eine depressive Episode erfüllen.

Zwanghafte Verhaltensweisen können zudem Begleitphänomene von vielen verschiedenen neurologischen Krankheiten wie Epilepsie, Parkinson-Erkrankung oder Sydenham Chorea[15] sein. Dies sind aber keine Zwänge im Sinne der bekannten Diagnosekriterien und werden im DSM-IV von vornherein differentialdiagnostisch ausgeschlossen. Das gleiche gilt für die Zwangsgedanken oder die zwanghafte Beschäftigung mit gedanklichen Inhalten, die im Rahmen einer anderen Achse I-Störung auftreten und deren Inhalte sich nur auf die zentralen Aspekte der jeweiligen Störung beziehen, bspw. bei Essstörungen oder stoffgebundenen Süchten (vgl. Lakatos & Reinecker, 2007).

Perugi et al. (1998) verglichen die Komorbiditätsraten von Zwangspatienten mit episodischem Verlauf mit solchen mit chronischem Verlauf. Von den 135 Zwangspatienten, die an der Studie teilnahmen, erfüllten 37 die Kriterien für einen episodischen Verlauf und 98 die für den chronischen Verlauf. Die Auswertung ergab, dass Patienten mit episodischem Verlauf signifikant höhere Lebenszeitprävalenzen für die bipolare Störung II (27,8 % vs. 14,4%) sowie für die Panikstörung (30,6% vs. 16,3 %) aufweisen als Patienten mit chronischem Verlauf. Dagegen scheinen Patienten mit chronischem Verlauf eine höhere Wahrscheinlichkeit zu haben, zusätzlich an einer generalisierten Angststörung zu erkranken. Da in diesem Buch nicht der Schwerpunkt auf Komorbiditäten gelegt werden soll, beschränke ich mich im Folgenden auf die drei relevantesten Komorbiditäten im Bereich der Achse I-Störungen.

1.6.1 Zwänge und Phobien

Wie schon erwähnt, besteht zwischen Zwängen und Phobien eine hohe Komorbidität. Inhaltlich gibt es viele Parallelen, was die „Phänomenologie, die Ätiologiekonzepte und Behandlungsverfahren angeht"

---

[15] Chorea minor (Sydenham) oder Veitstanz ist eine mit Hyperkinesien (unkontrollierbaren blitzartig ausfahrenden Bewegungen) der Hände, des Schlundes und der Gesichtsmuskulatur und gleichzeitiger Muskelhypotonie (Muskelschwäche) und Hyporeflexie (Abschwächung der Reflexe) einhergehende neurologische Erkrankung. Sie ist eine mögliche Manifestationsform des rheumatischen Fiebers.

(Lakatos & Reinecker, 2007, S. 19). Zwänge und Phobien unterscheiden sich hauptsächlich bei den angsterzeugenden Stimuli, den damit verbundenen Befürchtungen bzw. Vorstellungen und in der Qualität der dadurch ausgelösten Emotionen. Phobiker haben vor speziellen Situationen Angst, die klar umgrenzt und dadurch vermeidbar sind, z.B. die Angst vor Hunden. Bei Zwängen sind die Auslöser nicht so klar benennbar und dadurch auch nie ganz vermeidbar. Ein Phobiker kann beispielsweise Situationen mit einem Hund aus dem Weg gehen, Zwängler dagegen sind nie wirklich vor Bakterien, Schmutz oder Unordnung u.a. „sicher". Deswegen entwickeln sie angstreduzierende Strategien, die sich in einem Zwang äußern. Eine Studie von Rasmussen & Tsuang (1986 in: Emmelkamp & van Oppen, 2000, S. 13) zeigte, dass 58 % der 100 befragten Zwangserkrankten irgendwann in ihrem Leben an einer spezifischen Phobie, Sozialen Phobie oder einer Panikstörung litten. Spezifische Phobien treten am häufigsten auf, gefolgt von der Sozialen Phobie und der Panikstörung mit oder ohne Agoraphobie.

1.6.2 Zwänge und Depression

Differentialdiagnostisch ist die Abgrenzung zwischen Depression und den Zwängen klar. Lediglich der Unterschied zwischen zwanghaften Gedankenketten (ruminations) und depressiven Grübeleien ist manchmal nicht so einfach zu bestimmen.

> *„Entscheidend ist hierbei, dass die depressiven Grübeleien ich-synton sind, stimmungskongruent und keinen Widerstand erzeugen, d.h. die Betreffenden haben keine Distanz zu den Gedankeninhalten, sondern halten sie für begründet"*

> *Lakatos & Reinecker, 2007, S. 20*

Die Depression ist die häufigste Komplikation einer Zwangsstörung. Oft trägt das Auftreten einer Depression dazu bei, dass die Betroffenen Hilfe von professioneller Seite aufsuchen. Hierbei ist die zeitliche Abfolge und die Abklärung der depressiven Symptomatik von großer Bedeutung für die Therapieplanung. So bedürfen in der Regel Zwänge, die sich in Folge einer Major Depression entwickelt haben, keiner separaten Behandlung. Sie entstehen im Laufe einer Depression, verlaufen zu der Depression parallel und verschwinden meist wieder, wenn die Depression erfolgreich behandelt wurde. Wenn sich jedoch die depressive Episode nach der Zwangssymptomatik entwickelt, was dreimal häufiger vorkommt als umgekehrt, dann hat dies meistens mit der „Demoralisierung und Resignation gegenüber der Hauptsymptomatik zu tun" (Lakatos & Reinecker, 2007, S. 20). Dann kann die Depression zu einem Motivationsproblem für die Therapie werden und bedarf einer gezielten Betrachtung.

1.6.3 Zwänge und Schizophrenie

Die Hypothese von Freud, dass Zwänge dem Schutz des Menschen vor einer psychotischen Dekompensation dienen, wird nach wie vor von vielen Therapeuten vertreten. Sie wurde aber längst durch wissenschaftliche Forschung klar widerlegt. Die Wahrscheinlichkeit, dass ein Patient mit Zwangsstörungen später auch noch an Schizophrenie leidet, ist nicht höher als in der Allgemeinbevölkerung (0 – 3 %).

Dennoch kann es zu einer gleichzeitigen Erkrankung kommen, wobei zu beobachten ist, dass sich die schizophrenen Schübe und die Zwangsstörung ablösen und die Zwangsstörung verstärkt zwischen den Schüben auftritt. In diesem Fall ist eine Behandlung der Zwangsstörung zwar nicht ganz ausgeschlossen, aber man sollte darauf achten, dass man keine Behandlungstechniken benutzt, die zu großen emotionalen Schwankungen führen (wie z.B. die Expositionsübungen). Einzelne zwanghafte Verhaltensweisen, die sekundär zu der Hauptsymptomatik Schizophrenie auftauchen, sind auch in diesem Falle - wie bei der Depression - nicht behandlungsbedürftig.

2 Entstehung der Zwangsstörungen: Ätiologiemodelle und -theorien

Was sind die Ursachen dieser Erkrankung? Im Mittelalter sah man Menschen mit blasphemisch-zwanghaften Gedanken als vom Teufel besessen an. Vom damaligen Weltbild gesehen war der Exorzismus leider die Therapie der Wahl, die gelegentlich sogar hilfreich gewesen sein soll (vgl. Lakatos & Reinecker, 2007). Auch die erste detaillierte psychiatrische Fallbeschreibung von Esquirol wurde in einer Zeitschrift mit dem Namen „Possession and Exorcism" publiziert. Heutzutage ist die Wissenschaft der Psychologie weiter, aber immer noch weit davon entfernt, eine einheitliche Ätiologie der Zwangsstörung gefunden zu haben. Das ist aber wegen der Uneinheitlichkeit der Störung auch kaum zu erwarten und m.E. auch kein Manko: Jedes der im Folgenden vorgestellten Konzepte beleuchtet eine andere Seite der Störung. Man sollte diese Konzepte daher nicht in Konkurrenz zueinander sehen, sondern als sich gegenseitig ergänzende Modelle, die das Verständnis der Störung vervollständigen.

2.1 Psychodynamische Sicht zur Entwicklung der Zwangsstörung

„Wie, wollen diese Hände denn nie rein werden? (...)
Noch immer riecht es hier nach Blut;
alle Wohlgerüche Arabiens würden diese kleine Hand
nicht wohlriechend machen. Oh, oh, oh!"

Lady Macbeth, 5. Akt, 1. Szene

Bereits vor fast 500 Jahren hat Shakespeare mit „Lady Macbeth" eine weltberühmte literarische Beschreibung für Zwangsstörungen geliefert. Nach dem von ihr angestifteten Mord irrt Lady Macbeth Nacht für Nacht durch das Schloss und versucht zwanghaft, ihre Hände von dem Mord reinzuwaschen. Die Ursache der Zwangsstörung sind hier also moralische Verfehlungen infolge der Gier nach Macht und Einfluss. Ihr (verdrängtes) schlechtes Gewissen treibt Lady Macbeth in den Wasch-zwang. [16]

Interessanterweise ist diese literarische Beschreibung des Zwanges nicht sehr weit weg von dem ersten psychologischen Erklärungsmodell von Sigmund Freud.

„Auch der Begründer der Psychoanalyse sah den Widerstreit von unmo-ralischen Wünschen auf der einen Seite und den Forderungen des schlechten Gewissens auf der anderen Seite als die Ursache für Zwangsstörungen"

Althaus 2008, S. 83

Allerdings passt das Shakespeare-Beispiel insofern nicht ganz, als der Zwang im Allgemeinen nicht in Folge einer „bösen Tat" auftritt, son-dern seine Funktion ist, diese zu vermeiden und die im Unterbewussten lauernden Triebwünsche unter Kontrolle zu halten (bzw. diese Trieb-wünsche werden vom Gewissen bereits als „böse Tat" gewertet).

Zugleich gab Freud der Zwangsstörung erstmals den Stellenwert einer psychischen Erkrankung. Er unterteilte die Kindheit in unterschiedliche Phasen. Demnach durchläuft ein Kind etwa im dritten Lebensjahr die so genannte anale Phase, in der es lernt, seine Ausscheidungen bewusst zu kontrollieren. Die Beschäftigung hiermit empfindet das Kind als lust- und genussvoll. Erfolgt in dieser Phase eine „Störung" der kindlichen Entwicklung beispielsweise durch übertrieben strenge Sauberkeitserziehung, kann es laut Freud zur Entwicklung einer Zwangsstörung kommen. Das nicht ausgelebte Bedürfnis, sich mit den eigenen Ausscheidungen zu beschäftigen, besteht unbewusst weiter, wird aber als falsch empfunden und kehrt sich als Waschzwang in das Gegenteil um (vgl. Henning, 2008).

In einer frühen Arbeit von Sigmund Freud aus dem Jahre 1895 skizziert er den Fall einer Frau, die sich 100-mal am Tag die Hände waschen musste. Seine Arbeit erschien auf Französisch und hatte den Namen „Obsessions et phobies – Leur mécanisme psychique et leur étiologie". Die beschriebene Frau konnte nur noch mit dem Ellbogen die Türklin-ken berühren. Die Analyse Freuds fiel folgendermaßen aus: „Die Wa-schungen waren symbolisch und dazu bestimmt, an die Stelle der mora-lischen Reinheit, deren Verlust sie bereute, die körperliche Reinheit zu

---

[16] Die Darstellung lehnt sich teilweise an Kap.5 von Althaus (2008) an.

setzen. Sie quälte sich mit Vorwürfen für eine eheliche Untreue, deren Erinnerung sie auszulöschen trachtete. Sie wusch sich auch die Geschlechtsteile" (in: Ambühl, 2005, S. 32).

In seinem Aufsatz „Bemerkungen über einen Fall von Zwangsneurose" aus dem Jahre 1909 sagt Freud über die Entstehung des Zwanges:

> *„Also: ein erotischer Trieb und eine Auflehnung gegen ihn, ein (noch nicht zwanghafter) Wunsch und eine (bereits zwanghafte) ihr widerstrebende Befürchtung, ein peinlicher Affekt und ein Drang zur Abwehrhandlungen; das Inventar der Neurose ist vollzählig "*

> *Mitscherlich, Richards, & Strachey, 1973, S. 42*

Nach Freud ist es also die psychische Verschiebung vom eigentlich Erlebten bzw. triebhaft Gewünschten auf ein anderes Gebiet, mit dem die eigentlich gewünschte Handlung (z.b. der Ehebruch) nichts zu tun hat, die die Entstehung einer Zwangserkrankung erklären kann. Es ist eine Art Verdrängung einer Triebregung, für die man sich schuldig fühlt: Der verbotene Tatwunsch wird verdrängt oder (zu der zwanghaften Ersatzhandlung) verschoben.

Die Zwangserkrankten wehren sich also mit ihren Zwängen gegen die in ihrem Weltbild unerlaubten Impulse, die laut Freud meistens sexuelle oder aggressive Inhalte haben. Somit sind die Zwangsstörungen zu erklären als Versuche, einen inneren Konflikt zu bewältigen. Nach der Theorie Freuds entstehen psychische Konflikte vor allem in dem Spannungsfeld zwischen den Instanzen „Es" und „Über-Ich". „Das „Es" repräsentiert dabei die in aller Regel unbewusst wirkenden Triebe eines Menschen. Das „Über-Ich" ist dagegen ... die an den geltenden Werten und Normen des Menschen orientierte Instanz" (Althaus, 2008, S. 84).

Freud ging davon aus, dass sich aufgrund einer übermäßig strengen oder auf Sauberkeit konzentrierten Erziehung ein überstarkes Über-Ich entwickelt. Das ist aber nur schwer mit dem triebgesteuerten „Es" vereinbar. Der Kampf zwischen den beiden Instanzen „Es" - der Triebregung im Menschen - und „Über-Ich" - der gewissensmäßigen Abwehr des Triebs - führt dazu, dass Zwangshandlungen entwickelt werden, um „die verbotenen Impulse auszulöschen und ungeschehen zu machen" (Althaus ebd.).

Die Zwangshandlungen werden als ein Versuch gesehen, die Ängste, die durch den innerpsychischen Konflikt ausgelöst werden, zu reduzieren. Der Ersatz der (verbotenen) Triebhandlung durch zwanghafte

Handlungen oder Gedanken, die in symbolischer Hinsicht den verbotenen Impuls auffangen, vermittelt der Person Erleichterung. Die obsessive Angst eines Jugendlichen vor Schmutz könnte z.b. ihre Wurzeln haben in einem Konflikt zwischen dem Wunsch, sexuell aktiv zu werden, und der Furcht davor, seinen Ruf oder sein Gewissen zu „beschmutzen". Zwanghafte Beschäftigung durch das Ausführen unbedeutender ritueller Aufgaben erlaubt der betreffenden Person auch, das eigentliche Thema, das den unbewussten Konflikt hervorruft, zu vermeiden (vgl. Gerrig & Zimbardo, 2008).

Freud selber merkte im Laufe seiner Behandlungen, dass die alleinige Annahme des sexuellen Triebes zu kurz greift. Er erweiterte seine Ansichten durch die Hypothese eines Todes- oder Destruktionstriebs. 1923 schrieb er in seinem Buch „Das Ich und das Es":

> *„Wir lernen jetzt verstehen, dass bei manchen schweren Neurosen, z.B. der Zwangsneurose, das Hervortreten des Todestriebs eine besondere Würdigung verdient"*

In: Ambühl, 2005, S. 32

Mit dem Todestrieb verhält es sich genauso wie mit den sexuellen Trieben. Zwangsstörungen werden als Abwehrphänomene gegenüber destruktiven Gedanken oder Impulsen gesehen. Diese Sichtweise hat sich bis heute gehalten. Auch wenn Freuds Modell immer wieder überarbeitet und weiterentwickelt wurde, bleibt die grundlegende Überzeugung bestehen, dass ungelöste innerliche Konflikte eine wichtige Bedeutung bei der Entstehung von Zwangsstörungen haben.

2.2 Kognitiv-behaviorale Sicht zur Entwicklung der Zwangsstörung

Ausgangspunkt der kognitiv-behavioralen Methode ist die Unterscheidung zweier Komponenten mit unterschiedlichen Funktionen. Da gibt es zunächst einmal die sogenannten Stimuli. Bei ihnen handelt es sich um Situationen, Reize, innere Impulse, die als „Auslöser" eine Zwangssymptomatik in Gang setzen. Aufdringliche, angstbesetzte Gedanken („Habe ich den Herd ausgemacht?"; „Habe ich während meiner Autofahrt jemanden verletzt?"), Bilder oder Impulse drängen sich dem Betroffenen auf und werden auch als Intrusionen bezeichnet. Beim Anblick eines scharfen Messers durchfährt es ihn: „Damit werde ich mein Kind umbringen!"

Neben dieser ersten Komponente gibt es Anteile der Zwangsproblematik, die Reaktions-Charakter haben. Sie können sich sowohl in Zwangshandlungen äußern als auch allein auf der kognitiven Ebene ablaufen und werden als Neutralisierer bezeichnet. Diese Rituale, Rückversicherungen und Gegengedanken sollen die Konsequenzen der Intrusionen verhindern bzw. ungeschehen machen und die mit den Intrusionen verbundene Angst vermindern. (Die Angstverminderung führt zwar vorübergehend zu einer Entlastung, wirkt aber als Verstärker der Zwangsproblematik.)

Grundsätzlich ist es so, dass etwa 90 % aller Menschen gelegentlich Gedanken haben, die sie als aufdringlich bezeichnen würden. Der gesunde Mensch bewertet solche Gedanken, wenn sie sich häufen, als unnötig und unangemessen. Sie sind aber als solche nicht pathologisch und der Mensch hat sie „im Griff". Es ist normal, dass ab und zu beim Autofahren der Gedanke kommt, dass man einen Unfall haben könnte[17]. Auch die innere Frage, ob man vor dem Verlassen der Wohnung den Herd oder das Bügeleisen ausgeschaltet hat, ist sinnvoll. Bei emotionaler Anspannung oder Stress werden die aufdringlichen Gedanken häufiger, was auch nicht verkehrt ist, da diese

„nützlichen Kognitionen nicht im Strom der Gedanken untergehen, sondern herausgefiltert und zum Zweck der Ideengenerierung und Problemlösung weiterverarbeitet werden können"

Lakatos & Reinecker, 2007, S. 25

2.2.1 Die Entwicklung von aufdringlichen Gedanken zu Zwangsgedanken

Aufdringliche oder sogar als unsinnig und abstoßend erscheinende Gedanken sind also zunächst einmal ein völlig normales Ereignis. Man geht davon aus, dass das menschliche Gehirn immer wieder mehr oder weniger sinnvolle Gedanken generiert. Dieser Prozess, bei dem alle unterschiedlichen Assoziationen durch das menschliche Gehirn schießen, ist ein wichtiger Teil der Problemlösungskapazität eines Menschen.

---

[17] bei „Pessimisten" häufiger als bei „Optimisten"

Verschiedene Möglichkeiten werden in Gedanken durchgespielt. Man kann diesen Vorgang auch als eine Art Brainstorming bezeichnen. Am Ende entscheidet sich der gesunde Mensch für einen kleinen sinnvollen Teil der verschiedenen Möglichkeiten, die übrigen werden „herausgefiltert". Was da genau sinnvoll (und moralisch vertretbar, sozial verträglich usw.) ist, wird im Rahmen eines Beurteilungsprozesses entschieden.

Beispiele für normale aufdringliche Gedanken[18] (vgl. Lakatos & Reinecker, 2007):

- Der Impuls, jemanden zu verletzen oder zu schaden.

- Der Impuls/Gedanke, etwas Schmutziges oder absolut Unpassendes zu sagen.

- Der Gedanke, dass einer nahestehenden Person etwas zustoßen könnte.

- Der Impuls, das Auto zu Schrott zu fahren.

- Der Impuls, Haustiere anzugreifen oder zu töten.

- Der Gedanke: Ich wünschte er/sie wäre tot.

- Der Gedanke, man könnte plötzlich ausrasten und um sich schlagen.

- Der Impuls, sexuelle Praktiken auszuüben, die ungewöhnlich sind (z.B. dem Partner Schmerz zufügen).

- Der Impuls, andere anzugreifen oder zu bestrafen (z.B. ein Kind aus dem Bus zu werfen).

- Die Vorstellung, dass eine Katastrophe passieren könnte.

Bei Zwangspatienten ist dieser Beurteilungsprozess gestört, weil sie wegen ungünstiger Grundhaltungen bereits die vorurteilsfreie Betrachtung der ganzen Bandbreite als gefährlich bewerten. Schon alleine das Auftreten bestimmter Gedanken erscheint auf der Basis ihrer Wertevorstellungen als problematisch.

Bei Zwangspatienten sind also nicht die aufdringlichen Gedanken die Ursache der Störung, da jeder Mensch solche Gedanken hin und wieder

---

[18] ... in denen natürlich tiefenpsychologisch gesehen Angst oder Aggression zum Ausdruck kommen können.

hat. Normalerweise werden nur die Gedanken weitergedacht, die für die Problemlösung als sinnvoll erachtet werden - die übrigen werden als sinnlos ausgefiltert. Das Problem liegt vielmehr darin, dass diesen Gedanken besondere Bedeutung zugemessen wird. Viele Zwangspatienten bewerten aggressive Gedanken aufgrund ihrer eigenen hohen moralischen Ansprüche als derart negativ, unzulässig und verwerflich, dass sie darauf mit Angst, Unruhe und depressiven Verstimmungen reagieren (vgl. Althaus, Niedermeier, & Niescken, 2008). Abb. 2 zeigt schematisch den Ablauf des Vorgangs:

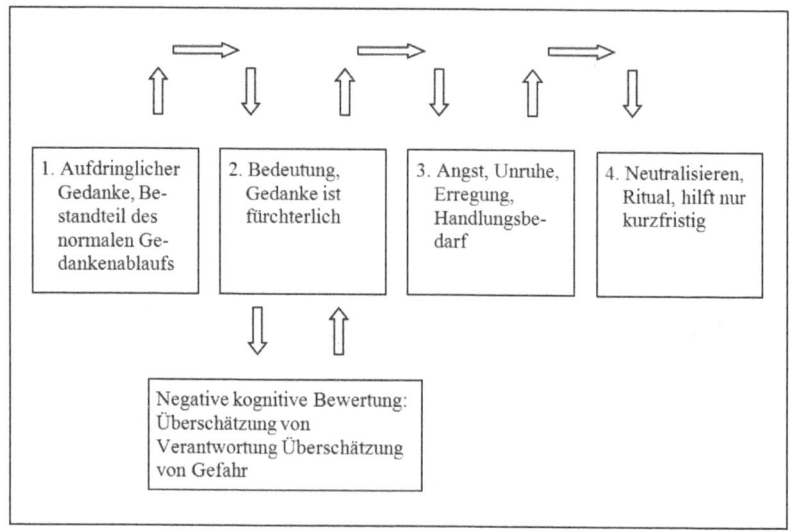

Abb. 2: Ablauf des Zwangsvorgangs (vgl. Althaus, Niedermeier, & Niescken, 2008)

Die unangemessenen Gedanken werden also erst dann zum Problem, wenn sie im Prozess der Selektion und Bewertung einen gewissen Stellenwert erreichen. Diese mangelnde Filterung ist laut der kognitivbehavioralen Theorie der Schlüssel zum Verständnis der Zwangsstörungen. Zwangspatienten sind ängstlich, weil sie auf der einen Seite die Wahrscheinlichkeit unerwünschter Situationen und auf der anderen Seite deren Konsequenzen überschätzen. Diese Überschätzung liegt darin begründet, dass die von dieser Störung Betroffenen eine Reihe von dysfunktionalen Überzeugungen haben, die dann in das Filterprogramm eingreifen und den Bewertungsprozess erheblich stören.

Diese dysfunktionalen Überzeugungen stehen sozusagen zwischen den unerwünschten Situationen und der eigenen Reaktion. Sie filtern und interpretieren die Realität. Das Modell geht davon aus, dass diese Bewertungen vor dem Hintergrund des eigenen Lebens stark mit den Zwangsgedanken zu tun haben. Jeder Mensch entwickelt im Laufe seinen Lebens „Beliefs" oder „Schemata", die für Handlungen und Ziele eines Menschen von Bedeutung sind. Man kann sie auch Werte nennen. Nun kann es passieren, dass einige Beliefs besondere Bedeutung erlangen. Sie greifen mit ihrem Bewertungsmuster so stark ins Leben ein, dass sie als belastend erlebt werden. Im pathologischen Kontext handelt es sich um kontinuierliche, aber falsche Annahmen des Betroffenen über sich selbst und die Welt, in deren Folge bestimmte Intrusionen als höchst relevant, negativ und verboten bewertet werden.

Diese Bewertungen führen dazu, dass Zwangspatienten eine emotionale Reaktion erleben, die meistens als Unruhe, Erregung oder Angst bezeichnet wird. Die Reaktionen drängen dem Menschen einen Handlungsbedarf auf, welcher wiederum zu den Zwangshandlungen führt, also zum Neutralisieren dieser Gefühle. Dadurch ist auch die vermeintliche katastrophale Konsequenz abgewendet.

Leider wird die emotionale Reaktion nur sehr kurzfristig reduziert und gleichzeitig die Intrusion verstärkt, weil den Gedanken / dysfunktionalen Annahmen eine unangemessene Relevanz zugeschrieben wird. Dadurch wird der Zwang stabilisiert. Aus kognitiv-behavioraler Sicht ist daher die Ursache der Zwangsstörung in falschen Bewertungsprozessen zu sehen (vgl. Lakatos & Reinecker, 2007; Emmelkamp & van Oppen, 2000).

Bei der Entstehung der Zwangsgedanken spielt aber neben dem Neutralisieren auch die Unterdrückung der Gedanken eine wichtige Rolle. Wie schon gesagt, bekommen die destruktiven Gedanken erst dadurch eine Bedeutung, dass die Betroffenen ihr Auftreten auf Grund ihres „Belief" als Beweis dafür nehmen, dass sie ein schlechter Mensch sind oder reale Gefahren bestehen. Dementsprechend versucht der Zwangserkrankte diese Gedanken nicht mehr zu denken.

Lakatos und Reinecker schreiben:

> *„Aufdringliche Gedanken erhalten erst dann die Qualität von Zwangsgedanken, wenn die Betroffenen nicht nur durch deren Inhalt, sondern auch durch das Auftreten der Gedanken per se beunruhigt werden und diese als nicht zulässig bewerten." (1998, S. 206)*

D.h. nicht die Bewertung des Inhalts eines Gedankens als unmoralisch ist problematisch, sondern wenn wir bereits die Tatsache, dass uns solche Gedanken „in den Sinn" kommen, als unmoralisch ansehen und diese deshalb zu unterdrücken versuchen.

Paradoxerweise werden die Gedanken durch Unterdrückung nur noch stärker und treten häufiger auf. Der innere Befehl „Ich darf diesen schlimmen Gedanken nicht mehr denken" führt dazu, dass diesem Gedanken Bedeutung zugemessen wird, anstatt ihn zu relativieren. Die aufeinanderfolgenden Schritte dieses Gedankenkreislaufes kann man sich folgendermaßen vorstellen:

Einzelne Schritte:	Beispiele:
1. Die Häufigkeit aufdringlicher Gedanken wird durch Stress erhöht.	*Ich könnte mein Kind töten.*
2. Den Gedanken wird eine katastrophierende Bedeutung zugemessen	*Diese Gedanken sagen etwas über mich aus.* *Ich bin gefährlich.*
3. Mehr und mehr Situationen und Reize werden bedrohlich.	Scharfe Gegenstände werden zu Bedrohungssignalen
4. Dadurch werden die Gelegenheiten zur Auslösung der Zwangsgedanken häufiger.	Der Anblick scharfer Gegenstände löst den aggressiven Zwangsgedanken aus.
5. Die Auslöser werden vermieden und/ oder neutralisiert.	Vermeidung von Messern, Scheren, Gegengedanke: Ich liebe mein Kind.
6. Die katastrophierende Fehlinterpretation der Gedanken bleibt unverändert oder wird verstärkt	Die Tatsache, dass ich beim Anblick meines Kindes so etwas denke, beweist, dass ich nicht normal/ gefährlich bin.

7. Trotz der Vermeidung der Auslöser sind die aufdringlichen Gedanken permanent da.	*Wenn ich ständig daran denke, obwohl ich es nicht will, heißt das, ich habe keine Kontrolle über mich. Ich könnte dem Kind vielleicht tatsächlich etwas antun.*

Tabelle 1: Schritte eines Gedankenkreislaufes (vgl. Lakatos & Reinecker, 2007, S. 28)

An dieser Tabelle sieht man, dass die falsche Bewertung der aufdringlichen Gedanken in Form von Fehleinschätzungen eine wichtige Rolle spielt. Die Gedankenkorrektur bzw. die Neubewertung dieser Gedanken ist ein bedeutender Teil der Therapie.

2.3 Das Zwei-Faktoren-Modell

Ein klassisches Störungsmodell der Zwangsstörungen ist das Zwei-Faktoren-Modell der Angst und Vermeidung von Mowrer, welches ursprünglich für Angststörungen konzipiert wurde, aber auch auf die Zwänge übertragen werden kann. Das Modell beschreibt die Entstehung und Aufrechterhaltung der Zwangsstörung in zwei Stufen.

In der ersten Stufe des Lernprozesses wird durch klassische Konditionierung[19] eine pathologische Angstreaktion ausgebildet, wobei die Angst durch ein traumatisches Erlebnis erlernt wird; der bisher neutrale Stimulus löst nun, wenn er auftritt, Angst aus.

Darauf baut die zweite Stufe des Lernprozesses auf: das Erlernen der Vermeidungsreaktion durch operante Konditionierung[20]. Angst ist eine unangenehme Emotion, die durch das Vermeidungsverhalten reduziert

---

[19] Klassische Konditionierung: Ein ursprünglich neutraler Reiz (Stimulus) wird durch Lernen (z.B. durch mehrfaches gemeinsames Auftreten oder durch stark emotionale Erfahrung beim gemeinsamen Auftreten) mit einer „bedingten" Reaktion verbunden. Ein berühmtes Beispiel ist der Pawlowsche Hund. Jedes Mal bei einem Klingelzeichen bekommt er Futter. Nach einer „Trainings"-Phase löst der Reiz Klingelzeichen die bedingte Reaktion Speichelfluss aus, ohne dass Futter gereicht wird.

[20] Operante Konditionierung: Die Verbindung zwischen Reiz und Reaktion wird dadurch verstärkt, dass die Reaktion für den Betreffenden positive Konsequenzen hat (z.B. Erhalten von Anerkennung, Vermeiden von Angst).

wird. Dieses äußert sich in den Zwangshandlungen der Betroffenen. Die Zwangshandlung (z.B. Waschen) wird durch eine Reduktion der Angst wiederum verstärkt. Da diese Verhaltensweisen sich als angstreduzierend erweisen, werden sie stabilisiert und nehmen in der Folge immer mehr ritualisierenden Charakter an.

Nach dem lerntheoretischen Zwei-Faktoren-Modell sind Zwangshandlungen konditioniertes Vermeidungsverhalten. Im Gegensatz zu den Phobien ist das Vermeiden bei der Zwangsstörung nicht nur passiv (Flucht vor der angstmachenden Situation), sondern auch aktiv, weil die Stimuli nur sehr unscharf definiert werden können (Schmutz, Bakterien, Gefahr von Bränden oder Einbrüchen). Sie können nur sehr schwer vermieden werden. Das bedeutet, dass die Betroffenen aktive Strategien entwickeln müssen – eben die Zwangshandlungen – um die Angst zu reduzieren.

Das Modell ist nach wie vor in seiner Wichtigkeit zur Erklärung unbestritten, aber weniger für die Entstehung der Zwänge als für ihre Aufrechterhaltung. Was die klassische Konditionierung betrifft, ist das Zwei-Faktoren-Modell zu eng. Zum einen gibt es viele Beispiele für Situationen, in denen Menschen nach dieser Theorie Zwangsstörungen entwickeln müssten, was aber glücklicherweise nicht der Fall ist. Zum anderen kann sich ein großer Teil der Zwangspatienten an kein traumatisches Erlebnis erinnern, welches die Zwangsstörung ausgelöst haben könnte. Wie schon erwähnt ist die Entwicklung der Zwangsstörung eher schleichend als akut. Außerdem entstehen verschiedene Zwangshandlungen oder -gedanken in vielen Fällen gleichzeitig. Hier müsste man dementsprechend erwarten, dass verschiedene traumatische Erlebnisse für die unterschiedlichen Handlungen oder Gedanken verantwortlich sein müssten. Dies zeigt sich in der Realität aber nicht.

Der zweite Teil der Theorie, nämlich dass die Störungen durch Angstreduktion in Folge von Vermeidung weiterbestehen, ist dagegen nachvollziehbar. Zahlreiche Studien belegen, dass Zwangsverhalten wirklich zu einer Abnahme der Angst und der subjektiven Spannung führt.[21] Von daher ist der zweite Teil des Zwei-Faktoren-Modells für die Behandlung von Zwangs-störungen von großer Bedeutung. Wenn mit

---

[21] Dies gilt allerdings eher für Zwangshandlungen als für Zwangsgedanken, da letztere eher angstinduzierend als -reduzierend wirken.

Hilfe der Exposition mit dem angstauslösenden Stimulus die Angstreaktion des Patienten verringert wird (was allerdings erfordert, dass dieser sich der angstmachenden Situation aussetzt), kann der Verstärker entfallen, der die Zwangshandlungen bisher aufrecht erhalten hat (vgl. Lakatos & Reinecker, 2007; Emmelkamp & van Oppen, 2000).

2.4 Neurophysiologische Theorien

Verschiedene Beobachtungen weisen darauf hin, dass bei Zwangsstörungen neurophysiologische Ebenen des präfrontalen Cortex (Frontalhirn), der Basalganglien und des limbischen Systems einbezogen sind. Der präfrontale Cortex hat eine wichtige Funktion bei der Planung und Ausführung motorischer und kognitiver Vorgänge. Er verarbeitet die sensorischen Signale, verbindet sie mit Gedächtnisinhalten und emotionalen Reaktionen des limbischen Systems. Auf dieser Basis werden Handlungen initiiert. Die Basalganglien sind verantwortlich für die Ausführung von Bewegungen und automatisierten Verhaltensweisen. Zusätzlich haben sie eine Filterfunktion, die die Impulse des präfrontalen Cortex entweder weiterverarbeiten oder unterdrücken. Auf diese Weise sorgen sie dafür, ...

„dass einmal begonnene Handlungs- und Gedankengänge auch konsequent zu Ende geführt und nicht durch unwichtige und ablenkende Impulse gestört werden"

Althaus, 2008, S. 102

PET-Untersuchungen[22] haben ergeben, dass dieser Regelkreis bei Zwangserkrankten eine vermehrte Überaktivität in Form eines erhöhten Glukoseumsatzes aufweist. Man nimmt an, dass dies mit einer gestörten Filterfunktion der Basalganglien zu tun hat. Es sieht so aus, als könnten diese die Impulse des präfrontalen Cortex nicht mehr - ohne große Anstrengung - filtern bzw. stoppen. Dadurch können stereotyp ablaufende Gedanken- und Verhaltensmuster nicht mehr kontrolliert werden.

---

[22] Die Positronen-Emissions-Tomographie, Abkürzung PET, ist ein bildgebendes Verfahren der Nuklearmedizin, das Schnittbilder von lebenden Organismen erzeugt, indem es die Verteilung einer schwach radioaktiv markierten Substanz (Radiopharmakon) im Organismus sichtbar macht und damit biochemische und physiologische Funktionen abbildet (funktionelle Bildgebung).

„Durch den Ausfall hemmender Einflüsse könnte man erklären, dass Patienten mit Zwangsstörungen bestimmte Gedanken und Handlungen nicht mehr beenden können"

Terbrack, 2004, S. 79

Es lässt sich jedoch festellen, dass die Überaktivität in Form des erhöhten Glukoseumsatzes durch erfolgreiche Verhaltenstherapie und durch Medikamenteneinnahme in Form von SSRI's (Selektiver Serotoninwiederaufnahme-Hemmer) wieder normalisiert werden kann (vgl. Lakatos & Reinecker, 2007). Für Betroffene bedeutet diese Erkenntnis, dass ihnen bei der Behandlung ihrer Erkrankung sowohl medikamentöse Interventionen als auch psychotherapeutische Verfahren zur Verfügung stehen, die in den meisten Fällen zu einer deutlichen Verbesserung beitragen.

2.5 Entwicklungspsychologische u. bindungstheoretische Erklärungsansätze

Die klinisch-entwicklungspsychologischen und bindungstheoretischen Erklärungsansätze sind eine wichtige Ergänzung zu den oben genannten Ätiologie-Modellen. Sie beleuchten die Herkunftsfamilie des Erkrankten näher und legen Wert auf den Aspekt der „chronischen Unsicherheit". Nach Röper (in: Lakatos & Reinecker, 2007, S. 31) zeigen die Herkunftsfamilien charakteristische Merkmale, die zur Verunsicherung des Kindes geführt haben. Außerdem hemmten diese Merkmale die Bewältigung der Entwicklungsaufgaben des Kindes.

So scheinen Patienten mit der Diagnose der Zwangsstörung bereits im frühen Kindesalter unsichere Bindungsmuster zu erleben und zu entwickeln. Das kann multifaktoriell begründet sein, z.b. durch mangelnde Einfühlung mindestens eines Elternteils, durch einen Versorgungsstil, der sich nicht an den Bedürfnissen des Kindes orientiert, oder durch ein generell verunsicherndes Klima (z.B. häufiger Streit der Eltern oder Bedrohung des Kindeswohls).

Dieser Erklärungsansatz geht davon aus, dass durch diese Faktoren die Entwicklung des Urvertrauens gehemmt wird und es beginnt bereits hier die Suche des Kindes nach Sicherheit bzw. es entwickelt sich eine sehr geringe Toleranz gegenüber Unsicherheit[23].

„Dies bedeutet eine kognitiv-affektive Verunsicherung im Sinne einer spezifischen Vulnerabilität und eine dysfunktionale Entwicklung der Struktur des Selbst"

Lakatos & Reinecker, 2007, S. 31

Auch in den nachfolgenden psychosozialen Entwicklungen haben spätere Patienten mit einer Zwangsstörung häufig ungünstige Rahmenbedingungen. Dabei lässt sich feststellen, dass es auf der einen Seite den Eltern oft an Einfühlung, Respekt und Anerkennung für die Selbstständigkeit des Kindes gefehlt hat, auf der anderen Seite auch die Ängste und die Schutzbedürftigkeit des Kindes nicht ernst genommen wurden. Somit gelingt es den Betroffenen nicht, eine gesunde Entwicklung zu einem erwachsenen Menschen zu durchlaufen und ...

„das Gleichgewicht zwischen den beiden wichtigsten Bestrebungen des Menschen, dem Streben nach Unabhängigkeit und dem Streben nach Zugehörigkeit, neu auszubalancieren"

Lakatos & Reinecker, 2007, S. 31

Die Zwangsstörung ist eine Art Ausdruck dieser Suche nach Sicherheit: Das Ritual schafft zeitweise eine gewisse Sicherheit im Menschen. In der Therapie spielt deswegen auch die Weiterentwicklung von Bindungsfähigkeit und Autonomie eine wesentliche Rolle (vgl. Lakatos & Reinecker, 2007).

---

[23] Natürlich handelt es sich bei diesen Zusammenhängen um keine eindeutige Kausalität, d.h. es gibt genügend Fälle, wo Kinder bei solchen Bedingungen keine Zwangsstörung entwickeln.

3   Die Therapie der Zwangsstörungen

Im Zusammenhang mit der Darstellung der Ätiologie-Modelle im vorigen Kapitel war das Thema der Behandlung von Zwangsstörungen bereits angeklungen. Die Überlegungen zu den Ursachen der Störungen in den verschiedenen psychotherapeutischen Schulen sollen ja zugleich einen Beitrag dazu leisten, eine wirksame Therapie zu ihrer Überwindung zu entwickeln.

Allerdings hatte unter psychiatrischen Fachleuten die Zwangsstörung lange Zeit den Ruf einer chronisch verlaufenden und unbehandelbaren Störung. Wer Zwänge hatte, galt mehr oder weniger als hoffnungsloser Fall. Psychoanalytiker berichteten zwar von erfolgreichen Therapien, die aber einen hohen Aufwand an Zeit und Kosten erforderten. Erst in den 1960er Jahren, als innerhalb der Verhaltenstherapie die Wirksamkeit der Konfrontationsbehandlung entdeckt wurde, gab es eine echte Wende. Damals wurde auch erstmals die positive Wirkung von speziellen Medikamenten entdeckt.

Wir sind heute in der erfreulichen Situation, dass es in den meisten Fällen von Zwangsstörungen möglich ist, durch eine Kombination verschiedener Behandlungsmethoden ein Abklingen oder zumindest eine erhebliche Besserung der Zwangs-Symptome zu erreichen.

3.1   Die Psychodynamische Therapie bei Zwangsstörungen

Als Psychodynamische Therapie werden alle Therapieformen bezeichnet, die auf analytischem Wege beim Klienten vorliegende Konflikte aufzudecken versuchen. Die bekannteste Therapieform ist die von S. Freud entwickelte Psychoanalyse.

Beim Vergleich der Effizienz verschiedener Therapieschulen schneidet die psychoanalytische Therapie hinsichtlich der Behandlung von Zwängen relativ schlecht ab. Hermann Lang (Ambühl, 2005) wehrt sich allerdings gegen dieses schlechte Image und begründet es damit, dass die mit „gewaltigem Werbeaufwand" gepriesenen Medikamente in Form von Antidepressiva und die kognitiv-behaviorale Therapie nur deshalb bei empirischen Untersuchungen als wirksamste Therapie erscheinen, weil die Mehrzahl der Psychoanalytiker und humanistischen Psychotherapeuten „an der empirischen Forschung weniger interessiert" (Ambühl, 2005, S. 57) sei.

Diese Aussage ist ein Beispiel dafür, dass man in den verschiedenen Therapieschulen naturgemäß die eigene Therapie für die wirksamste hält. Es mehren sich aber Therapeuten, die über den „Zaun" blicken und auch die Erkenntnisse der „Konkurrenz" anerkennen oder sogar in die eigene Behandlungsmethode einbeziehen.

Entscheidend für eine erfolgreiche Therapie ist, dass der Leidensdruck der Klienten so hoch wird, dass der „Gewinn" dieser Störung nicht mehr als Vorteil gesehen wird. Je mehr die Erkrankung lebenseinschränkend wird, desto mehr kommen „narzisstische Bedürfnisse zur Selbstverwirklichung zu kurz" (Ambühl, 2005, S. 59). Gemäß der psychodynamischen Therapieschule ist bei den Betroffenen oft eine entsprechende „anale" Charakterstruktur zu finden, die u.a. durch Sparsamkeit, Ordentlichkeit und Perfektionismus gekennzeichnet ist. Dies sind Eigenschaften, die in unserer Gesellschaft hohe soziale Anerkennung bringen können. Jedoch behindert die Zwangsstörung zugleich die Realisierung der sozialen Anerkennung, da der Zwangserkrankte sich entweder sozial isoliert oder - falls die Störung bekannt ist - als „verrückt" stigmatisiert wird. Die Folge ist, dass sich depressive Versagensgefühle einstellen.

Damit eine Therapie gelingen kann, muss also der Leidensdruck der Patienten relativ hoch sein, und ein Gesundungswille gehört zum erfolgreichen Prozess dazu. Hierbei können schon anfangs Ängste beim Patienten entstehen, denn Gesundung bedeutet natürlich „Veränderung". Patienten äußern als eine der größten Ängste in der Psychoanalyse, in ihrer Persönlichkeit verändert zu werden. Die Psychoanalyse geht davon aus, dass ein „Arbeitsbündnis" zwischen Patient und Therapeut eine entscheidende Voraussetzung für die erfolgreiche Therapie ist, bei dem der Patient seine Ängste um seine Nähe-Distanz-Regulierung respektiert sieht.

„Die Berücksichtigung der strukturellen Konfliktdynamik, die eng zusammenhängt mit der genannten Nähe-Distanz-Problematik und hier insbesondere der zwangsneurotischen Grundkonflikte „Autonomie-Heteronomie" und „Überich-Es-Verhältnis", wird die Entstehung einer positiven Übertragung fördern" (Ambühl, 2005, S. 60). Der Begriff „Positive Übertragung" bedeutet, dass die Gefühle des Vertrauens und der Sympathie, die ja in frühkindlichen Beziehungen erlebt worden sind, auf den Berater übertragen werden und damit das Arbeitsbündnis fördern.

Die Psychoanalyse nimmt an, dass die Zwangsstörung eine neurotische Abwehr ungelöster ödipaler Konflikte ist. Dabei verfällt der Betroffene zurück in die anal-sadistische Stufe des Kleinkinds mit ihrem magischen Weltbild und ihrem Grundkonflikt „Autonomie vs. Fügsamkeit." In dem im Folgenden zitierten Fallbeispiel wird erklärt, dass die weitere Exploration im Gespräch eine massive ödipale Problematik aufgedeckt hat. Angesichts der traumatischen Erfahrung des Fünfjährigen war (gemäß psychoanalytischer Deutung) die Zwangsstörung das Mittel, den mächtigen ödipalen „Rivalen", nämlich den Vater, auszuschalten.

Fallbeispiel:

„Als der 29 Jahre alte Mr. A stationär aufgenommen wurde, hatte er bereits acht Jahre untätig zu Hause gesessen. Seit zehn Jahren sei er „besessen" von Verschmutzungsfurcht. Aus Angst, Frauen zu schwängern, weil Samen an seinen Händen kleben könnte, wurde er zum exzessiven „hand washer". Seine Mutter, auf deren 24-stündiger Präsenz er insistierte, half ihm beim Anziehen, sodass er seine Kleidung nicht zu berühren brauchte, die dadurch verunreinigt werden könnte. Darüber hinaus hatte sie einem 58-Stufen-Ritual bei der Zubereitung seines Essens zu folgen. Folgte sie dem nicht präzise genug, musste sie das ganze Essen wegwerfen und von neuem beginnen. [...] Auch bestand Mr. A darauf, dass sein Vater entweder dem Zuhause fernblieb oder sich in einem abgelegenen Teil des Hauses aufhielt - damit er (Patient) nicht durch Keime verseucht würde, die der Vater von der Arbeit nach Hause schleppen könnte. Bis auf eine Episode im Alter von fünf Jahren erschien die kindliche Entwicklung unauffällig. Der Patient erinnert sich, wie damals der Vater nach den Brüsten der Mutter gegrapscht habe, während die Mutter schrie, er (Patient) solle ihr zu Hilfe kommen. Er habe dann versucht, den Vater aufzuhalten, wurde aber von dem sehr viel Stärkeren überwältigt. Ein in seiner Erinnerung schreckliches Ereignis!"

Ambühl, 2005, S. 58

In diesem Fall war die Stärkung der Autonomie des Patienten erfolgreich, die ödipale Problematik (sexuelle Wünsche gegenüber der Mutter, feindselige gegenüber dem Vater) wurde vermindert und damit die

Zwangsstörung zur Abwehr (und zugleich indirekter Erfüllung) dieser Wünsche nicht mehr erforderlich.

Ganz allgemein lässt sich sagen, dass latente innere Konflikte krank machen können, wenn sie in eine aktuelle Situation treffen, die diese inneren Konflikte reaktiviert.

„Psychogene Krankheit entsteht am Schnittpunkt der vertikalen Achse der Lebensgeschichte mit der horizontalen Achse der aktuellen psychosozialen Situation"

Ambühl, 2005, S. 61

Hier spielen Belastungen, Versagen und auch Versuchungen eine Rolle, die zu den latenten Konflikten passen und deshalb zur Auslösung der Störung führen. In der Untersuchung der auslösenden Situation gelingt es häufig, Einblicke in die psychodynamischen Zusammenhänge zu gewinnen und diese auch dem Patienten zu erklären.

Die Überich-Entlastung bzw. die Reduktion von Schuldgefühlen wird im Zusammenspiel der oben genannten Faktoren erreicht. Der Therapeut wird zu einem „guten, externalisierten Über-Ich, das von eigenen Schuldgefühlen entlastet" (Ambühl, 2005, S. 63). Dies erlaubt dem Betroffenen, Gedanken, Wünsche und Ängste frei auszusprechen, die ihm bisher durch die strengen Kriterien seines „internen" Überichs verboten waren. Er wird nicht verurteilt, der Therapeut ist nicht schockiert und der Betroffene kann seine bislang nicht eingestandenen Gefühle akzeptieren. Dies führt zu einer gesteigerten Ambiguitätstoleranz, was bedeutet, dass der Betroffene Widersprüchlichkeiten, ungewisse oder unstrukturierte Situationen, unterschiedliche Erwartungen und Rollen, die an die eigene Person gerichtet sind, besser ertragen kann (vgl. Reis, 1997).

Zunächst kann sich im Laufe der Therapie die Zwangs-Symptomatik verstärken, da der Patient womöglich das erste Mal über lange nicht eingestandene Konflikte und Ängste spricht, jedoch reduzieren sich die Zwänge mehr und mehr, je mehr der Betroffene seine Konflikte und Ängste integrieren kann. Wichtig hierbei ist, dass der Zwangserkrankte die eigene Ambiguität gegenüber wichtigen Bezugspersonen sehen und akzeptieren kann. Er lernt, sich besser durchzusetzen, besonders den Personen gegenüber, die in dem Kindheitskonflikt beteiligt waren. Die Erfahrung, sich besser durchsetzen zu können, auf sein Recht pochen zu können, ohne „magische" Angst oder ein schlechtes Gewissen vor der eigenen Aggressivität zu haben, kann aus der bislang gelernten Unsicherheit zu einer Stabilisierung seines Selbst führen, so dass der Zwang als Sicherungsmechanismus nicht mehr benötigt wird.

Weiter schlägt die Psychoanalyse vor, den therapeutischen Prozess dadurch zu intensivieren, dass die oben beschriebene positive Übertragung in eine negative Übertragung umgekehrt bzw. durch sie ergänzt wird. D.h. auch die aggressiven Gefühle des Patienten gegenüber frühkindlichen Bezugspersonen werden auf den Therapeuten übertragen. Eine wirkliche Verbesserung der Symptomatik ist erst dann zu erzielen, wenn die gesamte Gefühlswelt, die von gegensätzlichen Gedanken, Gefühlen und Wünschen geprägt ist, ausdrücklich und grundlegend in die Therapeut-Patient-Beziehung eingebracht wird.

Im ersten Stadium der Therapie lernt der Betroffene zwar, sich in seinem Alltag besser durchzusetzen, aber um die gute therapeutische Beziehung nicht zu gefährden, hält er seine alten Verhaltensmuster während der Therapie aufrecht. Für eine erfolgreiche Therapie ist erforderlich, dass sich danach auch eine negative bzw. aggressive Übertragung einstellt. Oft äußert sich diese Übertragung in kleinen Dingen, wie grundlosem Zuspätkommen, Absagen von Stunden, Entwertung der therapeutischen Methodik oder einfach Widerspruch gegen bestimmte Deutungen des Therapeuten. Der Therapeut muss sich dieser negativen Übertragung bewusst sein, da sie bei der Psychanalyse Teil der Therapie ist. Natürlich kann es vorkommen, dass das Verhalten des Patienten bei dem Therapeuten selbst eine aggressive Gegenübertragung hervorruft.

„Er wird sich daran erinnern, dass Freud die Behandlung von Patienten, die nicht bereit waren, der Grundregel zu folgen, abbrach oder gar nicht erst begann."

Ambühl, 2005, S. 64

Ziel ist es nicht, die Therapie an dieser Stelle abzubrechen, sondern sie als Neubeginn einer therapeutischen Phase zu sehen. Der Therapeut sollte sich darüber bewusst werden, dass eine wirkliche Besserung der Störung des Patienten nur eintritt, wenn der Patient auch während der Therapiestunde seine bisherige angepasste Haltung aufgibt und lernt, sich gegenüber dem Therapeuten zu emanzipieren, nicht nur in seinem Alltag. In der wichtigen Beziehung zwischen Therapeut und Patient kann der Patient den richtigen Umgang in interpersonellen Beziehungen am besten lernen. Die sogenannte „gehemmte Rebellion", die sich in dem zwangsneurotischen Abwehrgeschehen ausdrückt, wird hinfällig und somit auch die gesamte Zwangsneurose (vgl. Ambühl, 2005).

3.2 Die kognitive Verhaltenstherapie bei Zwangsstörungen

Eine Grundannahme der Verhaltenstherapie besteht darin, dass eine Vielzahl von Verhaltens- und Denkweisen nicht zufällig entsteht, sondern im Rahmen spezifischer Entstehungsbedingungen „gelernt" wurde. Dabei spielen das Modelllernen, das klassische und das operante Konditionieren zentrale Rollen. Eine Verhaltenstherapie zielt im weitesten Sinne darauf ab, ein neues Lern- und Erfahrungsfeld zu schaffen, welches es dem Patienten ermöglicht, sich effektive Strategien zur Problemlösung anzueignen. Anders als bei der psychodynamischen Therapie liegt der Fokus dabei weniger auf unbewussten Prozessen oder latenten Konflikten des Betroffenen als auf den beobachtbaren Verhaltens- und Denkweisen. Das primäre Ziel liegt darin, die Symptomatik zu reduzieren und nach Möglichkeit vollständig zum Verschwinden zu bringen[24] (vgl. Emmelkamp & van Oppen, 2000; Lakatos & Reinecker, 2007).

Speziell bei Zwangserkrankten unterscheidet sich der Erstkontakt von denen bei anderen Störungen, da der Therapeut relativ viel Input gibt. Dazu gehören ermutigende Äußerungen und fachliche Informationen über die Grundlagen der Zwangsstörung. Jedoch zeichnet sich bereits im Erstgespräch eine große Schwierigkeit ab. Das generelle Gesprächsverhalten der Klienten erweist sich als ausgesprochen anstrengend und problematisch, da sie immer wieder in weitschweifende Erzählungen ihrer Symptome fallen und dabei nur schwer zu unterbrechen sind. So gelingt es dem Therapeuten kaum, seine Informationen und Ermutigungen zu äußern, was bei ihm zu aversiven Gefühlen führen kann. Gegendruck von seiten des Therapeuten ist aber kontraindiziert, weil sich das dargestellte Problem dadurch noch intensivieren könnte. Die Klienten könnten unruhiger werden und zu noch hektischeren Schilderungen ihrer Symptomatik neigen.

---

[24] ... während die Psychoanalyse sich primär auf die Behandlung des der Symptomatik zugrunde liegenden Konflikts richtet.

Hinzu kommt, dass Beziehungsaufbau zum Klienten vorerst Priorität gegenüber den inhaltlichen Gesichtspunkten hat. Gerade in der ersten Phase der Therapie kann es für die Betroffenen, die ihre Störung vielleicht über Jahre oder Jahrzehnte verheimlicht haben, von großer Bedeutung sein, über ihre Ängste / Spannungen und ihre daraus resultierenden Zwänge zu reden und dabei auf Verständnis zu stoßen.

3.2.1 Problemanalyse

Bevor der Therapeut mit der Behandlung anfangen kann, ist es sehr wichtig, sich ein genaues Bild der Problematik zu machen. Der Unterschied zur Diagnose liegt darin, dass die Probleme der vorliegenden Störung genau analysiert werden. Eine sorgfältige Diagnostik wurde bereits durchgeführt, nun muss die Symptomatik genau verstanden werden, da die Behandlung sich auf ihre Reduzierung richten wird. Daher konzentriert sich das Gespräch jetzt in erster Linie auf die Entstehung, den Verlauf und den derzeitigen Zustand der Beschwerden und kann mit standardisierten Fragebogen ergänzt werden.

Sehr wichtig sind Informationen darüber, ob es Lebensabschnitte gegeben hat, in denen die Beschwerden zunahmen oder verschwanden. Vielleicht haben sich im Laufe der Zeit auch andere Beschwerden oder Probleme infolge der Zwangsstörung entwickelt. Hierbei denken wir an die oben schon genannten Komorbiditäten Depression, Alkoholmissbrauch, exzessive Medikamenteneinnahme oder Beziehungsprobleme.

Bei der Aufstellung eines Therapieplans geht der Therapeut von den aktuellen Beschwerden aus und wie sie sich zum gegenwärtigen Zeitpunkt äußern. Dabei ist es notwendig, dass der Klient sich mit Hilfe folgender Fragestellungen selbst beobachtet:

Unter welchen Bedingungen tritt die Angst auf?
Hierbei soll ein umfassendes Bild der auslösenden Stimuli gezeichnet werden. Eventuell kann man die Stimuli unter ein gemeinsames Thema ordnen, um verschiedene Stimuli zu kategorisieren und unterschiedliche Herangehensweisen zu benutzen (z.B. erstes Thema „Schmutz", zweites Thema „Kontrollieren").

Sind unterstützende Faktoren im Spiel?
Hierunter fallen Situationen, die die Aufrechterhaltung der Zwangsstörung begünstigen (z.B. Arbeitslosigkeit, Minderbegabung). Auch Um-

stände, welche die Beschwerden lindern, müssen beachtet werden. Hier stellt sich die Frage, ob die Angst unter allen Bedingungen gleich stark ist, oder ob sie sich in bestimmten Situationen verstärkt bzw. reduziert.

Wie reagiert der Patient, wenn die Angst aufkommt?
Bei der Beantwortung dieser Frage geht der Therapeut auf die Frage ein, welche konditionierten Vermeidungsreaktionen der Betroffene hat. Menschen mit Zwangsgedanken und Zwangshandlungen versuchen meistens Situationen und Stimuli zu vermeiden, die solche Gedanken oder Handlungen auslösen könnten. Die Bezeichnung hierfür ist die „passive Vermeidung". Die „aktive Vermeidung" ist das Zwangsverhalten selbst, wie z.B. Kontrollieren, Putzen oder Waschen.

Was unternimmt ein Patient darüber hinaus, um die Angst zu reduzieren?
Hier sind Medikamenten- oder Alkoholmissbrauch zu überprüfen sowie bestimmte präventive Maßnahmen, die der Patient trifft, um eine Reduktion der Angst oder der Spannung herbei zu führen.

Welche Gedanken hat der Patient während, vor und nach der Angstepisode?
Die Erfahrung in der Therapie von Zwangserkrankten zeigt, dass es meistens schwierig ist, Patienten ihre Kognitionen schildern zu lassen. Die Frage: „Was denken Sie, wenn Sie kontrollieren?" erbringt selten die gewünschte Information. Es ist sinnvoll, alternative Fragen zu stellen wie: „Was ging Ihnen durch den Kopf?" oder „Wovor hatten Sie Angst?".

Außerdem ist es wichtig, drei verschiedene Kategorien von Kognitionen zu unterscheiden. Es kann sich entweder um aufdringliche Gedanken handeln, um gedankliche Neutralisierungsbemühungen oder um automatische Gedanken.

Welches sind die kurzfristigen Konsequenzen des Vermeidungsverhaltens?
Hier muss unterschieden werden zwischen positiven (erwünschten) oder negativen (unerwünschten) Konsequenzen. Die meisten Betroffenen erfahren eine Reduktion der Angst / Spannung als einen schnell eintretenden Effekt aufgrund ihres Vermeidungsverhaltens.

Welches sind die langfristigen Konsequenzen des Vermeidungsverhaltens? Welche Vor- und Nachteile besitzt dieses Verhalten?
Manche Patienten nehmen sich aus ihrer „Krankenrolle" Privilegien wie eine besondere Aufmerksamkeit oder Rücksicht durch ihr Umfeld. Das ist im Sinne des Operanten Konditionierens eine erwünschte Konsequenz (C+), da ein wichtiges Bedürfnis dieser Menschen erfüllt wird. Diese „Belohnung" verstärkt das erlernte Zwangsverhalten.

Langfristige negative (C-) Konsequenzen können in der Abhängigkeit von anderen oder in (drohender) Arbeitslosigkeit liegen (vgl. Emmelkamp & van Oppen, 2000).

3.2.2 Verschieben der Problemdefinition

Ein Angstpatient, der sich in die Therapie begibt, würde wahrscheinlich der Aussage zustimmen, dass er Angst hat, obwohl es keinen konkreten Grund dafür gibt, und als Therapieziel angeben, diese Angst zu verlieren. Ein Zwangserkrankter ist sich dagegen gar nicht so sicher, worin sein Problem liegt, und schwankt zwischen der sogenannten objektiven und der subjektiven Problemdefinition. Der für den Patienten „objektiven" Gefahr „Ich könnte mich anstecken" steht die subjektive Not gegenüber: „Mein Problem ist, dass ich mich zu viel wasche". Er könnte daher im Gegensatz zu dem Angstpatienten der Aussage: „Sie haben Angst, obwohl es keinen Grund dafür gibt" kaum zustimmen.

„Zwar spricht auch die Zwangsklientin explizit davon, dass sie Angst hat sich anzustecken o.ä., sie begreift aber nicht das Angst-Haben als ihr Problem, sondern einerseits das Sich-Anstecken-Können, andererseits ihr übertriebenes Verhalten"

Lakatos & Reinecker, 2007, S. 63

Als erster Schritt in der Therapie der Zwangsstörung steht also eine *Verschiebung der Problemdefinition* im Fokus, die weg führt von den „objektiven" Inhalten der befürchteten Konsequenz hin zu der Überzeugung, dass das Problem darin besteht, einen unsinnigen, aufdringlichen Gedanken und eine „grundlose" Angst zu haben. Damit ist auch der Grundstein gelegt für die „Konfrontation und Reaktionsverhinderung", da diese Methode nur erfolgreich eingesetzt werden kann, wenn der Klient versteht, dass seine Probleme nicht die „objektiven" Gefahren sind, sondern die aufdringlichen Gedanken. Der Klient muss sich sicher sein, dass er bei der Expositionsübung eine objektiv gesehen ungefährliche Aufgabe löst und dass sein Problem ein Angst-Problem ist.

3.2.3 Konfrontation und Reaktionsverhinderung

Die verhaltenstherapeutische Interventionsmethode der Konfrontation (oder Exposition) mit Reaktionsverhinderung gilt als die Standardmethode zur psychotherapeutischen Behandlung von Menschen mit Zwangsstörungen.

Durch die Zwangsrituale werden die Zwangssymptome aufrechterhalten. Wenn man den Patienten nun einer Situation aussetzt, die Angst und Spannung hervorruft (Konfrontation), ohne dass er die Zwangshandlungen ausführt (Reaktionsverhinderung), nehmen zuerst Angst und Anspannung stark zu. Aber wenn der Patient diese Situation aushält, erlebt er, wie Angst und Anspannung allmählich abnehmen. Dies ist eine Grunderfahrung der Konfrontationsmethode: Flüchtet der Patient nicht vor der angstbesetzten Situation, sondern setzt sich ihr aus, dann hält sich die Angst nicht auf dem anfänglich hohen Level, sondern sinkt. Wird dies mehrfach geübt, dann verringert sich auch die „Angst vor der Angst" und damit das Bedürfnis, die bisherigen Rituale auszuführen. In der Theorie hört sich das allerdings einfacher an, als es sich in der Praxis darstellt. Wie eine Vermittlung des Erklärungsmodells konkret für einen Patienten aussehen kann, wird im Folgenden beschrieben.

„Wegen der Furcht vor einer Ansteckung vermeiden Sie verschiedene Situationen wie das Berühren von Zeitungen, Post, Lebensmittelverpackungen, Geld usw. Sie haben entdeckt, dass Sie - wenn Sie derartigen Situationen ausweichen - verhüten können, ängstlich zu werden oder in Panik zu geraten. Haben Sie diese Gegenstände, aus welchem Grund auch immer, doch einmal berührt, werden Sie sogleich sehr angespannt und fühlen einen starken Drang, sich gründlich zu waschen. Diesem Drang geben Sie dann nach, weil Sie die Erfahrung gemacht haben, dass die Spannung nachlässt, wenn Sie sich waschen. Was Sie dabei nicht erfahren können ist, dass die Furcht auch abnimmt, wenn Sie diesem Drang nicht nachgeben würden; das heißt, Ihre Furcht nimmt von selbst langsam aber sicher ab, wenn Sie sich durch eine Berührung dieser Gegenstände „anstecken" und sich dann nicht waschen. Die Behandlung besteht dementsprechend darin, dass Sie dies üben, und zwar in Situationen, die für Sie nicht ein-

fach sind. Es wird häufig so sein, dass die Spannung am Anfang stark zunimmt, dass Sie Ihrer Meinung nach sogar unerträglich wird, aber wenn Sie durchhalten, wird die Spannung nach einiger Zeit von selbst abnehmen. Wir werden natürlich nicht gleich mit den schwierigsten Aufgaben beginnen: wir beginnen mit Situationen, die auch jetzt schon ab und zu gelingen oder nur wenig Spannung hervorrufen. Erst wenn diese Aufgaben bewältigt sind, das heißt, wenn Sie die Situationen spannungsfrei ertragen können, ohne sich nachher die Hände waschen zu müssen, gehen wir zu einer Situation über, die etwas schwieriger ist. Sie werden merken, dass Ihr Selbstvertrauen im Laufe der Behandlung langsam aber sicher zunehmen wird. Die Behandlung läuft also darauf hinaus, dass Sie in Situationen üben, die Sie im Augenblick noch vermeiden, und dass Sie sich anschließend nicht mehr reinigen."

Emmelkamp & van Oppen, 2000, S. 31

Um ein Programm zur Behandlung der Zwangsstörung mit In-vivo-Konfrontation und Reaktionsverhinderung für einen Patienten aufstellen zu können, ist es wichtig, sich einen Überblick über die verschiedenen Stimuli und auch über die verschiedenen Rituale zu verschaffen (s. Punkt 4.2.1 zum Thema Problemanalyse). Dies kann sich als schwierig darstellen, da die Patienten sich für ihre Beschwerden schämen. Hier können eventuell Hausbesuche als eine wichtige und ergänzende Informationsquelle von Nöten sein.

Theoretisch gibt es verschiedene Variationsmöglichkeiten für die Durchführung einer Konfrontation (oder Exposition) mit Reaktionsverhinderung. Man kann sie massiert oder graduiert, therapeutengeleitet oder selbstkontrolliert, in vivo oder in sensu durchführen. Die „in sensu"-Exposition (bei der sich der Patient die angstbesetzte Situation „nur" vorstellt - bereits dies kann zu erheblichen Anspannungen führen!) ist nach der „in vivo"-Konfrontation (bei der sich der Patient der angstbesetzten Situation real aussetzt) eigentlich die zweite Wahl, da es immer besser ist, die Exposition möglichst realitätsnah durchzuführen. Bei speziellen Zwangsformen (z.B. Katastrophenbilder) ist es natürlich sinnvoller, mit der „in sensu"-Methode zu arbeiten und zusätzliche Imaginationsübungen einzusetzen. Die Übung sollte jedoch immer den größtmöglichen Realitätscharakter besitzen.

Die massierte und die graduierte Konfrontation sind bezüglich der Effektivität miteinander vergleichbar. Die intensive massierte Form ist für den Patienten anstrengender und belasten-der. Die Gefahr eines Abbruchs der Therapie ist eher vorhanden, als wenn die graduierte, also stufenweise Exposition durchführt wird. Im letzteren Fall dauert die Therapie natürlich länger, da das Ziel in kleinen Etappen angesteuert wird. Wenn die massierte Form der Therapie bevorzugt wird, sollten sich Patient und Therapeut über eine schriftliche ärztliche Stellungnahme absichern, dass keine medizinischen Bedenken gegen diese belastende Therapie bestehen (vgl. Emmelkamp & van Oppen, 2000; Lakatos & Reinecker, 2007).

Nachdem der Therapeut die nötige Problemanalyse durchgeführt hat und über genügend Informationen verfügt, werden mit dem Patienten zusammen einige Konfrontationsaufgaben festgelegt, die ein Element der Reaktionsverhinderung umfassen. Mit Hilfe eines „Angstthermometers" (0 = keine Angst, 100 = völlige Panik) wird eine Hierarchie / Angstskala aufgestellt. Hierbei ist es wichtig zu beachten, dass die Aufgaben so formuliert sind, dass ein Patient sie innerhalb einer Therapiestunde selbst ausführen kann.

Es gibt einige Richtlinien, auf die bei einer Exposition geachtet werden sollte:

- Die Übungen müssen an die individuelle Beschwerden angepasst werden.

- Begonnen wird mit Situationen, die nur leichte Angst auslösen.

- Der Patient soll eine Reduktion seiner Angst in der Situation erfahren.

- Deshalb dauert eine In-vivo-Sitzung 90 – 120 Minuten.

- Neutralisierungen der Anspannung durch Zwangsrituale sind nicht erlaubt.

- Der Patient sucht sich seinen präferierten Schwierigkeitsgrad aus.

- Wenn möglich sollte die Aufgabe gut herstellbar, aufsuchbar und durch den Therapeuten kontrollierbar sein.

Ein Beispiel für eine Angsthierarchie für einen Patienten mit Kontrollzwängen möchte ich hier kurz aufzeigen:

Der Patient hat einige Zwangsvorstellungen. Er hat sowohl sexuelle als auch aggressive Zwangsgedanken, z.B. über die Ermordung, Vergiftung oder Vergewaltigung anderer Menschen, vor allem von Kindern. Die daraus entstandene Spannung / Angst hat bewirkt, dass er bestimmte Situationen meidet und häufige und sehr langandauernde Kontrollen durchführt. Aus Angst vor Unfällen kocht er nicht mehr zu Hause. Da er in der Nähe einer Grundschule wohnt, traut er sich nicht mehr alleine aus dem Haus, um die Schulkinder nicht zu gefährden. Messer, Gabeln, Feuerzeuge und Stifte liegen in einer speziellen Schublade, die weder er noch seine Freundin anrühren dürfen. Die Abende sind besonders schwer, weil er Angst hat, nachts aufzuwachen, ohne Kontrolle über sich selbst zu haben. Als Folge davon schläft er schon seit drei Jahren auf dem Sofa und traut sich nicht, mit seiner Freundin in einem Zimmer zu schlafen, da er fürchtet, dass er sie vergewaltigen könnte. Er kontrolliert abends, ob alle Räume gut abgesperrt sind, aus Angst, er könnte nachts unkontrolliert nach draußen gelangen und anderen Menschen Schaden zufügen. Außerdem fühlt er sich verantwortlich für die Sicherheit von Fremden. Auf der Straße sammelt er kleine Zweige und Scherben auf, da sich andere Menschen möglicherweise daran verletzen könnten.

Seine Angsthierarchie könnte folgendermaßen aussehen:

Konfrontationsaufgaben	Punkte
5 Minuten lang einen Stift in der Hand halten.	35
Einen Stift herumliegen lassen und danach keine besonderen Kontrollen ausführen.	45
Eine Plastikgabel in Anwesenheit des Therapeuten festhalten.	55
Eine Zeitung lesen, einschließlich der Katastrophenberichte, ohne danach besondere Kontrollen auszuführen.	55
Alleine in den Park gehen ohne Kontrollen.	60
Ein normales Messer festhalten, in eine Schublade legen, ohne diese abzuschließen, und danach keine besonderen Kontrollen ausführen.	65
Ein Foto mit einem kleinen Mädchen ansehen und danach	65

nichts kontrollieren.	
Allein mit dem Fahrrad in die Stadt fahren und danach nichts kontrollieren.	70
Keine Glasscherben auf der Straße auflesen und einfach weitergehen.	75
Mit einem Feuerzeug Feuer geben, danach das Feuerzeug in der Tasche behalten, ohne Kontrollen.	85
Ein Brotmesser festhalten und in einer offenen Schublade liegenlassen ohne extra Kontrollen.	90
Selber zu Hause kochen ohne besondere Kontrollen.	95
Alleine autofahren, ohne auf Unfälle hin zu kontrollieren.	99

Tabelle 2: Beispiel einer Angsthierarchie (vgl. Emmelkamp & van Oppen, 2000, S. 33)

Wie die Exposition nach der ersten Übung weiter läuft, kann sehr verschieden sein. Bei manchen Klienten kann man sehr schnell die nächsten Expositionsaufgaben durchführen, andere Klienten brauchen Monate, um zu den schwierigsten Aufgaben durchzudringen.

Es bietet sich an, alle Konfrontationsaufgaben auf kleine Kärtchen zu schreiben. Vor jeder Sitzung kann der Patient als Hausaufgabe einige Übungen zu Hause selbstständig durchführen und darüber berichten. Es wird mit der niedrigsten Aufgabe der Hierarchie begonnen. Als Zeitfenster kann beispielsweise festgelegt werden, dass der Patient zwei mal die Woche für anderthalb Stunden an einer Aufgabe arbeitet. In der darauffolgenden Sitzung kann dann ausführlich über den Erfolg oder Misserfolg gesprochen werden. So wird die Hierarchie Schritt für Schritt durchgegangen. Für den Übergang zur nächsten Aufgabe kommt es in erster Linie darauf an, dass der Patient ein relatives Nachlassen der Anspannung gefühlt hat und bereit ist, sich der nächsten Aufgabe zu stellen.

Die erste Expositionssitzung beginnt in der Regel so, dass der Therapeut den Patienten nach seiner Befindlichkeit angesichts der bevorstehenden Konfrontation befragt. Dies dient in erster Linie dazu, ihn auf die Übung vorzubereiten und seinen Mut zu stärken. Es ist wichtig, ihm zu versichern, dass es keine Überraschungen geben wird und er auch jederzeit die Freiheit hat zu entscheiden, was er tun möchte und was nicht. Während der Übung sollte der Patient sich regelmäßig (ca. alle zehn Minuten) nach dem Grad der Angst zu fragen.

Es ist nicht notwendig, dass die Anspannung oder Angst nach einer Konfrontationsaufgabe auf ein sehr niedriges Level sinkt. Sie sollte sich auf einem

„moderaten und stabilen Niveau befinden, und – das ist das Entscheidende – die KlientInnen müssen sich in der Lage sehen, mit diesem Gefühl gut zurecht zu kommen"

Lakatos & Reinecker, 2007, S. 77

Besonders in der Anfangszeit der Therapie und ggf. auch bei späteren Konfrontationsaufgaben wird der Therapeut dabei sein, diese beobachten und den Klienten unterstützen. Wie weiter unten dargestellt wird, hat diese Begleitung durch den Therapeuten einige Vorteile. Die Erfahrung mit dieser Methode zeigt aber auch, dass einige Klienten die Aufgaben der Angsthierarchie mit niedrigen Punktzahlen bald selbständig durchführen können (vgl. Emmelkamp & van Oppen, 2000; Lakatos & Reinecker, 2007).

Im Folgenden einige Hinweise für die Praxis:

Hinweise für Konfrontation bei Reinigungszwängen:

Zunächst könnte der Patient Schmutz oder „verseuchtem Material" ausgesetzt werden, mit dem Verbot, sich anschließend zu reinigen. Die Konfrontation mit diesem Auslöser wird so lange fortgesetzt, bis sich die Angst / Spannung auflöst, ohne dass der Patient ein Zwangsritual ausgeführt hat. Anschließend soll der Patient lernen, sich zwar zu reinigen, jedoch auf eine nicht-rituelle Art und Weise. Hierbei ist es wichtig, dass der Stimulus ohne darauffolgendes Reinigen und das Reinigen ohne Ritual getrennt geübt werden.

Hinweise für Konfrontation bei Kontrollzwängen

Bei Kontrollzwängen ist es sehr wichtig, dass sich der Patient während der Konfrontationsaufgabe selbst verantwortlich fühlt. Die Verantwortung soll ihm nicht abgenommen werden. Deswegen ist das Absolvieren einer Aufgabe in Anwesenheit des Therapeuten weniger wirksam. Denn der Patient könnte dann die Verantwortung für sein Handeln leicht auf den Therapeuten abschieben. Außerdem lässt sich bei

Kontrollzwängen die gleiche Übung nicht zweimal an einem Stück durchführen. Wenn ein Klient die Herdplatte kontrolliert und es danach nochmal tun soll, kontrolliert er eigentlich, ob er dies beim ersten Mal wirklich ausgeführt hat und beruhigt sich so im Rahmen seines Kontrollzwangs.

Hinweise für die Arbeit mit Angehörigen

Sind Angehörige des Patienten in die Zwänge miteinbezogen, müssen sie ebenfalls über die Methodik der Exposition mit Reaktions-verhinderung informiert werden. Es ist wichtig, ihnen Tipps zu geben, wie sie den Patienten unterstützen und sich ihm gegenüber hilfreich verhalten können. Mit ihnen kann abgesprochen werden, wann die von ihnen zuvor stellvertretend übernommenen Aufgaben (die Wäsche erledigen, das Haus abends abschließen, kochen etc.) ganz oder in Schritten an den Patienten zurück gegeben werden können. Das betrifft auch solche Bereiche, bei denen die Angehörigen in die Rituale mit einbezogen wurden, wie z.B. das Umziehen oder Waschen nach der Arbeit, um sich zu „dekontaminieren", bevor die Wohnung betreten wird.

Früher war es in der Verhaltenstherapie üblich, die Verwandten / Angehörigen als „Cotherapeuten" in die Behandlung mit einzubeziehen. Das wird heute nicht mehr gemacht, da die Beziehung zwischen Angehörigen und Patient Schaden nehmen könnte (vgl. Lakatos & Reinecker, 2007).

Wie oben kurz angedeutet, gibt es therapeuten*ge*leitete, therapeuten-*be*gleitete und vom Patienten selbständig durchgeführte Expositionen. Die Verhaltenstherapie benennt vier Aufgaben des Therapeuten während der Exposition:

3.2.3.1 Verstärkung und Ermutigung

Das Vertrauen des Patienten in den Therapeuten und die Zuversicht, dass die Angst gemeinsam zu bewältigen ist, trägt wesentlich zu einer gelingenden Therapie bei. Die erfolglosen Versuche des Patienten, dem Zwang „einfach" zu widerstehen, haben ein Stück weit seine Hoffnungen zerstört, des Zwangs aus eigener Kraft Herr zu werden. Die Aussicht, dass dies nun mit Hilfe des Therapeuten gelingen kann, sollte seitens des Therapeuten durch positive Verstärkung und Ermutigung gestärkt werden. Er sollte dabei mit verbalem und nonverbalem Lob nicht sparsam sein. Wird nach dem Erfolg der ersten gelungenen Expositionübung zu schnell die zweite Aufgabe in den Fokus gestellt, liegt eine negative Verstärkung der geleisteten Arbeit vor, da der Patient dadurch vor einer erneuten Anforderung steht. Besser ist es, den Erfolg des Klienten erst einmal „gründlich" anzuerkennen und zu würdigen, um so motiviert in die nächste Aufgabe starten zu können.

3.2.3.2 Fokussieren auf die Angstkomponenten und Unterstützen der emotionalen Prozesse

Neben der Verstärkung und Ermutigung durch den Therapeuten ist ein weiterer wichtiger Gesprächsanteil die Fokussierung auf die angstauslösenden Stimuli. Hilfreich ist, den Klienten dazu aufzufordern, während der gesamten Übung seine Gefühle und Gedanken laut zu äußern, damit der Therapeut dabei helfen kann, möglichst alle Aspekte der Angst zu durchleben. Sinn und Zweck dessen ist es, sich das Verhalten wie auch die gedanklichen Verknüpfungen im Detail anzuschauen, um ein klares Bild davon zu bekommen, warum der Klient sich so verhält und wie genau die Ängste sich darstellen.

Das heißt aber nicht, dass der Therapeut während der Übung viel redet: Reden kann auch kontraproduktiv sein. Das Unterstützen der emotionalen Prozesse sieht so aus, dass während der Expositionsübung seitens des Therapeuten nicht mehr als nötig gesprochen wird, da der Patient sich in einer Phase höchster emotionaler Erregung befindet. Dem Patienten sollte die größtmögliche Freiheit gegeben werden, über seine Gefühle und Gedanken zu sprechen oder auch über mehrere Minuten zu schweigen, um seine Expositionserfahrung ungestört zu erleben. Klienten berichten davon, dass sie während der Übung die Dinge nur unklar, wie im Traum oder schwammig wahrgenommen haben. Von daher wäre es ein Fehler, wenn der Therapeut während der Übung wichtige Informationen weitergeben würde.

3.2.3.3 Modell geben

Insbesondere bei Kontaminationsängsten ist eine weitere wichtige Aufgabe des Therapeuten, als Modell zu fungieren und auch korrigierend einzugreifen, wenn eine Übung auf eine unübliche Art und Weise ausgeführt wird, um bestimmte Ängste zu vermeiden. Beispielsweise kann dem Therapeuten auffallen, dass der Klient sich untypisch bewegt, beim Gehen die Hände in die Taschen steckt, um unerwünschte Berührungen mit anderen Menschen zu vermeiden, dass er das Schließen von Türen mit dem Körper führt statt mit der Hand u.v.m. Diese subtilen Vermeidungsstrategien können durchaus häufig vorkommen. Der Patient ist schon so sehr daran gewöhnt, dass er darauf aufmerksam gemacht werden muss, z.B. indem der Therapeut ihm das richtige Verhalten vormacht, um auf das Vermeidungsverhalten während der Übung zu verzichten.

3.2.3.4 Optimale Nutzung der Erfahrung aus der Exposition zur Erreichung kognitiver Veränderungen

Nicht zuletzt ist die Begleitung des Therapeuten während der Übung von großem Nutzen, weil er die Vorgänge im Anschluss so kommentieren und interpretieren kann, dass für den Klienten der größtmögliche Lerneffekt entsteht. Die Einschätzung von bedrohlichen Situationen kann der Realität angepasst werden, die Emotionen können mit Hilfe der Begleitung besser bewältigt werden - auch außerhalb der Therapiestunden - und die praktische Nutzbarkeit der Erfahrungen kann besprochen werden (vgl. Lakatos & Reinecker, 2007).

Der Begriff „Reaktionsverhinderung" soll nicht bedeuten, dass der Patient an irgendetwas gehindert wird, sondern er wird darin unterstützt, die Neutralisierungen wegzulassen und die dadurch aufkommenden Emotionen - die keineswegs verhindert werden sollen - zu bewältigen.

Mit der Exposition mit Reaktionsverhinderung steht ein gutes Mittel zur Verfügung, um die beim Patienten vorhandenen Gedanken, Ängste, Spannungen und Emotionen an die Oberfläche zu bringen. Diese gilt es herauszuarbeiten und die gewonnene Erkenntnis anschließend natürlich sinnvoll zu nutzen. Die Veränderung der zugrunde liegenden kognitiven Schemata ist das Ziel dieser Methode. Deswegen sollte der Therapeut während und vor allem nach einer Übung folgende Dinge herausarbeiten:

- Welche Schlüsse zieht der Patient aus den eben gemachten Erfahrungen?

- Wie schätzt der Patient die Gefährlichkeit der Stimuli jetzt generell ein?

- Wie möchte sich der Patient in Zukunft in ähnlichen Situationen verhalten können?

- Wie schätzt der Patient, wird sich sich sein Gefühl bei neuerlichen Expositionen mit diesem Stimulus verändert haben?

Hierbei soll der Patient zu bewussten Reflexionen und Einordnungen der Erfahrungen und des eigenen Verhaltens während der Exposition angeleitet werden. Da er während der Exposition in einem Zustand höchster emotionaler Erregung ist, ist eine Einordnung erst im Nachhinein möglich (vgl. Lakatos & Reinecker, 2007; Emmelkamp & van Oppen, 2000).

Das Ziel der Konfrontation und Reaktionsverhinderung besteht darin, dass der Patient erlebt, wie sich diese negativen Emotionen auch ohne die Ausführung der Zwänge wieder auf ein erträgliches Maß reduzieren und er sich mit der Zeit immer besser daran gewöhnen kann (Habituation). Ab und zu kann es vorkommen, dass bei der Exposition nicht nur Unbehagen, Angst und Anspannung, sondern auch andere Emotionen ausgelöst werden, wie z.b. Trauer, Wut, Hilflosigkeit oder Ausgeliefertsein. Solche Gefühle können im Zusammenhang mit einer dem Zwang zugrunde liegenden ungelösten Problematik stehen. Bisher schützte der Zwang den Patienten davor, sich mit dem Erleben dieser Gefühle auseinandersetzen zu müssen. Nun sollten sie vom Patienten ebenfalls zugelassen werden (vgl. Ambühl, 2005).

3.2.4 Die kognitiven Interventionen

Mit der Technik der Verschiebung der Problemdefinition wurde bereits eine kognitive Interventionsmöglichkeit vorgestellt. Im Bereich der kognitiven Interventionen gibt es zwei Gruppen dieser Techniken. Die eine bezieht sich auf die kognitive Umstrukturierung in Bezug auf die Überschätzung der Gefahr, die andere auf die Umstrukturierung in Bezug auf die Überschätzung der persönlichen Verantwortung.

3.2.4.1 Die kognitive Umstrukturierung in Bezug auf die Überschätzung der Gefahr

Während gesunde Menschen bei einer Situation ohne Anzeichen einer Gefahr diese als sicher ansehen und sich zutrauen, unvorhergesehene Probleme dann zu bewältigen, wenn sie auftreten,

„haben Zwangspatienten genau die umgekehrte Denkweise. Sie wollen die absolute Sicherheit, die nie zu erreichen ist. Das kann man anhand

sogenannter ‚paradoxer Überlegungen' vermitteln: ‚Stellen Sie sich
doch einmal vor, Sie würden die Sache umgekehrt betrachten und
wollten sich mit Bakterien selber umbringen, z.b. weil Sie eine
Lebensversicherung abgeschlossen haben, die Ihre Kinder erhalten
sollen, es also weder Selbstmord noch Fahrlässigkeit gewesen sein darf.
Wie würden Sie das anstellen?' "

Lakatos & Reinecker, 2007, S. 92

Eine andere Möglichkeit, den Klienten zu einer alternativen Gefahrenwahrnehmung zu bringen, sind kleine Gedankenexperimente, wie das folgende Beispiel zeigt:

Therapeut: *Wie sicher sind Sie sich, dass Ihr Haus tatsächlich abbrennen wird, nur weil Sie den Herd nicht noch einmal kontrolliert haben?*

Klient: *50%*

Therapeut: *Ihr Haus ist schätzungsweise 250.000 € wert. Wenn Sie mir jetzt 50.000 € dafür geben müssten, um noch einmal zurückgehen zu dürfen, würden Sie das tun?*

Lakatos & Reinecker, 2007, S. 92

Auf diese Weise kann man die falsche Einschätzung der Gefahr relativieren, ohne sich auf eine inhaltliche Diskussion über die Wahrscheinlichkeit des Eintretens einzulassen. Denn dabei würde man sehr bald an seine argumentativen Grenzen stoßen, da der Patient „Profi" im Diskutieren ist. Statt sich also auf diese Diskussionen einzulassen, geht man von der Einschätzung des Patienten aus und führt sie sozusagen ad absurdum.

Eine weitere Möglichkeit besteht darin, eine Analyse der einzelnen Handlungssequenzen zu machen. Hierbei wird der Patient dazu befragt, wie oft er mit der Situation, die das zwanghafte Verhalten auslöst, konfrontiert ist. Anschließend soll er einschätzen, wie häufig eine Katastrophe eintreten würde, wenn das Zwangsverhalten nicht ausgeführt würde. Danach werden die einzelnen Sequenzen ausführlich besprochen, die zu einer Katastrophe führen könnten. Nun muss der Patient wiederum einschätzen, wie hoch die Wahrscheinlichkeit jedes dieser Ereignisse ist. Schließlich wird die kumulierte Chance mit der ursprünglichen Wahrscheinlichkeitseinschätzung des Patienten verglichen, um diese zu korrigieren. Am besten kann man diese Methode wieder an einem Beispiel verdeutlichen:

Ein Installateur fürchtet, bei der Reparatur eines Gasboilers könnte eine Leitung undicht geworden sein. Somit würde nun Gas entweichen und jemand könnte durch eine Explosion getötet werden. Ein praktisches Beispiel für eine Analyse der einzelnen Handlungssequenzen würde etwa folgendermaßen aussehen:

Was müsste alles passieren, damit es zu der befürchteten Katastrophe kommt?		
Handlungssequenz	*Chance*	*Kumulierte Chance*
1. Ich habe die Schrauben nicht fest genug angezogen.	1:1000	1:1000
2. Routinekontrolle mit Seife zeigte kein Loch.	1:1000	1:1 000 000
3. Ich habe das Entweichen des Gases weder gerochen noch gehört.	1:1000	1:1 000 000 000
4. Trotz (2) und (3) und der obligatorischen Ventilation entweicht das Gas schnell genug für eine Explosion.	1:1000	1:1 000 000 000 000
5. Niemand riecht das Gas und reagiert darauf.	1:1000	$1:10^{15}$
6. Es gibt offenes Feuer oder einen elektrischen Funken.	1:100	$1:10^{17}$
7. Es ist jemand zu Hause, der das ausströmen-de Gas aber nicht riecht oder reagiert.	1:1000	$1:10^{20}$

Tabelle 3:Analyse von Handlungskonsequenzen (Lakatos & Reinecker, 2007, S. 93)

Normalerweise wird im Rahmen der kognitiven Therapie von Zwangsstörungen die Aufmerksamkeit auf die Umstrukturierung in

Bezug auf die Überschätzung der Gefahr gelenkt. In der Praxis ist es aber häufig so, dass der Patient dadurch zwar kognitiv zu realistischeren Einschätzungen kommt, seine Symptomatik sich aber nicht bessert. Deswegen sollte der Therapeut auch auf die vermeintlich gefährlichen Konsequenzen eingehen und klar machen, dass sie inaktzeptabel sind und nicht eintreten werden. Damit würde auch schon die zweite Korrektur des Denkens zum Tragen kommen, welche die Überschätzung der eigenen Verantwortung betrifft (vgl. Emmelkamp & van Oppen, 2000).

3.2.4.2 Die kognitive Umstrukturierung in Bezug auf die Überschätzung der persönlichen Verantwortung

Sowohl Albert Ellis als auch Aaron Beck - beide Vertreter der kogntiven Verhaltenstherapie - waren der Meinung, dass jede Störung eine Grundlage von dysfunktionalen Überzeugungen haben muss. Tatsächlich zeigen sich bei Zwangsstörungen dysfunktionale Überzeugungen wie übertriebene Verantwortlichkeit, eigene Wertlosigkeit und Schuld sowie Ablehnung durch andere Menschen. Ziel der kognitiven Umstrukturierung ist, dass der Patient von diesen ihn beherrschenden falschen Überzeugungen frei wird. Im Folgenden werden verschiedene Techniken zu diesem Zweck vorgestellt:

Methode der Disputation

Die in der kognitiven Verhaltenstherapie typische Methode der Disputation kann dem Patienten helfen, von falschen Überzeugungen frei zu werden. Im Therapiegespräch sollte der „sokratische Dialog" stattfinden, aber keineswegs „erzwungen" werden. Allerdings kann diese aus der Therapie von Depressionen bekannte Methode nicht eins zu eins für die Zwangsstörung übernommen werden. Dem Zwangskranken gegenüber dürfen seine Gedanken nicht „als dysfunktional oder zu verändernd bezeichnet werden, weil dies mit der Reduktion der subjektiven Wichtigkeit von Gedanken im Widerspruch stehen würde" (Lakatos & Reinecker, 1998, S. 211) - denn der „Kampf" gegen diese Gedanken würde ihre Wichtigkeit verstärken.

Bei Zwangspatienten lässt sich beobachten, dass für sie weniger die befürchtete Konsequenz, wie z.B. ein Einbruch oder Hausbrand, im Vordergrund steht als der Gedanke, sie seien dafür verantwortlich, solche schrecklichen Ereignisse verhindern zu müssen. Auf der einen

Seite lässt sich dieses übertriebene Verantwortungsgefühl verändern, wenn der Therapeut dem Patienten seine Gedanken transparent macht und von ihm selbst in Frage stellen lässt. So könnte in einem Gespräch herausgearbeitet werden, dass eine Grundannahme des Patienten lautet: „Alle Menschen müssen sich unbedingt verantwortungsbewusst verhalten." Als eine funktionierende Alternative kann man dem Patienten vorschlagen: „Es wäre schön, wenn sich alle Menschen verantwortungsbewusst verhalten, aber das ist nicht zu erwarten."

Pie-Chart-Technik

Auf der anderen Seite setzen Betroffene den „Einfluss" auf eine bestimmte Situation mit Verantwortung gleich. Um diese Grundannahme zu verändern, damit der Patient zu einer realistischeren Einschätzung seines Einflusses kommt, eignet sich die „Pie-chart-Technik" (engl. Kuchendiagramm). Hier werden alle Einflussfaktoren auf eine Situation genau betrachtet und in einem Kreis dargestellt. Zum Schluss wird dann der (faktische) Verantwortungsanteil des Patienten eingefügt. Erfahrungsgemäß bleibt dafür nur noch wenig Platz übrig. In der Regel führt diese Technik zu einer deutlichen Reduzierung des Verantwortungsbewusstseins. Folgendes Kuchendiagramm zeigt die Anwendung bei einer Klientin, die fürchtete, ihr Freund könnte Suizid begehen, wenn sie diesen Gedanken hat und nicht dagegen angeht (vgl. Lakatos & Reinecker, 2007).

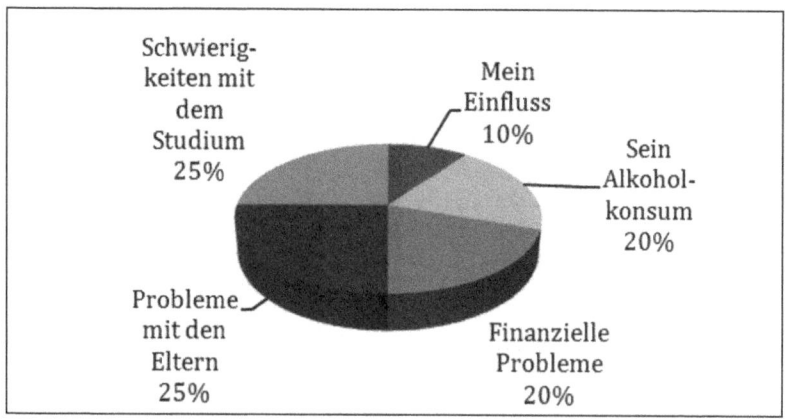

Abb. 3: Beispiel für die Pie-Chart – Technik (Lakatos & Reinecker, 2007, S. 95)

Offenlegen der „doppelten Standards"

Eine weitere Methode, um eine Umstrukturierung in diesem Bereich zu schaffen, liegt darin, die „doppelten Standards" offenzulegen. Zwangspatienten, die einen Einbruch fürchten, geben nicht dem Einbrecher die Schuld, sondern ihrer eigenen Unachtsamkeit o.ä. Der Therapeut fragt: „Wenn ein Gericht darüber entscheiden würde, bei wem die Schuld liegt - sie liegt doch ganz klar bei dem Einbrecher?" Dies wird von dem Patienten bestätigt. Sein Messen mit doppeltem Maß lässt sich also am besten korrigieren, wenn externe Beurteilungs-instanzen hinzugezogen werden. Eine andere Möglichkeit ist, die Rollen im Gespräch zu tauschen: „Wie würden Sie mir als Klientin gegenüber argumentieren, wenn ich folgendes sagen würde: Sollte mir ein Kind ins Auto rennen, dann ist das ganz allein meine Schuld?" (vgl. Lakatos & Reinecker, 2007; Emmelkamp & van Oppen, 2000; Ambühl, 2005).

Konfrontation mit Zwangsgedanken

Eine weitere Technik ist, die Patienten mit ihren Zwangsgedanken. „willkürlich" zu konfrontieren, um zu erreichen, dass deren aufputschende und zu Zwangsritualen drängende Kraft allmählich nachlässt. Das Ziel dieser Methode ist die Habituation des Patienten an das Vorkommen der Zwangsgedanken, -impulse oder -vorstellungen. Folgende Maßnahmen sind möglich, um eine willkürliche Konfrontation durchzuführen:

- Am einfachsten ist es, unwillkürliche Gedanken absichtlich hervorzurufen, wenn diese an einen externen Auslöser gekoppelt sind. Bei Tötungsimpulsen können die vorher vermiedenen Gegenstände (Schere, Messer, Gabel) bereit gelegt werden, sodass ihr Anblick die Zwangsgedanken provoziert.

- Patienten können auch dazu aufgefordert werden, die sie bedrohenden Gedanken willkürlich hervorzurufen. Dabei soll der Patient sich seine Gedanken so lange ausmalen, bis der Therapeut es unterbricht. Die Schwierigkeit liegt darin, dass der Patient versucht, mit Hilfe von kognitiven Ritualen diese angstauslösenden Gedanken zu neutralisieren.

- Man kann den Patienten dazu anregen, seine Befürchtungen plastisch oder auditiv festzuhalten. Das Niederschreiben dieser Befürchtungen führt zu einer Auseinandersetzung mit der entstehenden Anspannung: Der Patient erlebt, dass die Anspannung mit zunehmender Dauer und Wiederholung nachlässt. Dasselbe Prinzip funktioniert auch, wenn der Patient seine angstauslösenden Gedanken als Tondatei aufnimmt und sich diese immer wieder anhört (z.b. „Ich könnte meine Tochter verletzen, ich könnte sie mit einem Küchenmesser erstechen, sodass sie verblutet"). Der Patient wird angehalten, sich eine Stunde am Tag mit diesen Gedanken auseinanderzusetzen und sie sich anzuhören. Am besten jedoch so lange, bis sich die Angst / Anspannung um die Hälfte reduziert hat. Auch hier ist es wichtig, dass sich sowohl bei der Verschriftlichung als auch bei dem Anhören der Aufnahme keine Rituale zur Beruhigung oder Neutralisierung einschleichen (vgl. Ambühl, 2005).

Korrektur des Bedürfnisses nach Perfektion

Häufig lässt sich bei Zwangspatienten erkennen, dass ihre Gedanken mit dem Bedürfnis nach Perfektion verbunden sind, insbesondere bei Patienten mit Ordnungszwängen. Der Perfektionismus kommt auch in den Bedürfnissen nach absoluter Sicherheit und nach Kontrolle zum Ausdruck. Letzteres spielt bei Patienten eine Rolle, die meinen, über ihre Gedanken die volle Kontrolle haben zu müssen. Eine häufig angewandte therapeutische Technik ist die „Kosten-Nutzen-Analyse": Der Therapeut stellt zusammen mit dem Patienten eine Liste auf, die alle Vor- und Nachteile des perfektionistischen Verhaltens darstellt.

Die kognitive Verhaltenstherapie hat noch weitere Methoden, um an irrigen Annahmen und dysfunktionalen Überzeugungen eines Zwangspatienten zu arbeiten. Da ich diese hier nicht alle aufführen kann, empfiehlt sich weiterführende Literatur, insbesondere Lakatos, A., & Reinecker, H. (2007).

3.3 Die Pharmakotherapie

Zwangsstörungen werden heute nicht nur mit psychotherapeutischen Methoden behandelt. Auch Medikamente gehören inzwischen zu den zentralen Behandlungsbausteinen. In der biologischen Psychiatrie wird vermutet, dass Angststörungen mit Störungen in verschiedenen Neurotransmittersystemen zusammenhängen: dem GABA-System, noradrenergen System und serotonergen System. Die medikamentöse Behandlung von Zwangsstörungen ist noch nicht sehr alt. Der spanische Psychiater Juan Jose Lopez Ibor konnte im Jahre 1968 erstmals zeigen, dass die Einnahme des Antidepressivums Clomipramin eine gute Besserung der Zwangssymptomatik ermöglicht. Seinerzeit war dies eine Sensation, weil die Zwangsstörung bis dahin medikamentös als kaum beeinflussbar galt (vgl. Althaus, Niedermeier, & Niescken, 2008).

Die Ergebnisse von Untersuchungen zu Unterschieden in den serotonergen Funktionen zwischen Zwangspatienten und Kontrollgruppe sind nicht eindeutig (vgl. Emmelkamp & van Oppen, 2000). Da Antidepressiva wie z.B. Clomipramin und Fluvoxamin selektiv auf das serotonerge System wirken und bei Zwangspatienten helfen, wurde daraus gefolgert, dass bei ihnen das serotonerge System gestört sei. Bei einigen Studien in den letzten 20 Jahren erwiesen sich Medikamente wie Clomipramin, Fluoxetin, Fluvoxamin, Paroxetin und Sertalin „mehr oder weniger" (Emmelkamp & van Oppen, 2000, S. 62) wirksam. Die Wirksamkeit von Clomipramin ist am besten dokumentiert. Durchschnittlich 50% der Patienten reagierten positiv auf Clomipramin mit einem spürbaren Rückgang der Zwangsgedanken, Zwangshandlungen und Ängste (vgl. Emmelkamp & van Oppen, 2000).

Es wurden dann Medikamente entwickelt, die noch spezifischer auf den das serotonerge System bestimmenden Botenstoff Serotonin wirken. Die auf diesem Wege entstandenen Selektiven Serotoninwiederaufnahme-Hemmer (kurz: SSRI) haben weniger Nebenwirkungen als die Antidepressiva und wirken bei der Behandlung von Depressionen und Zwängen ebenso effektiv wie Clomipramin. (Bekannte Selektive Serotoninwiederaufnahme-Hemmer sind Fluoxamin, Fluoxetin Paroxetin, Sertralin, Citalopram und Escitalopram.) Bis zu 70% der Betroffenen schildern eine Verbesserung der Zwangssymptomatik. Ein Manko der Pharmakotherapie ist die hohe „Rückfallquote" der Patienten von 90 % nach Absetzung des Medikaments. Allerdings lässt sich diese senken, wenn gleichzeitig eine verhaltenstherapeutische Beratung (VT) durchgeführt wird.

Symptomatik	Symptomatik gemischt	Symptomatik gemischt	Vorwiegend Gedanken	Vorwiegend Handlungen	Komorbide Depression
Schweregrad	Leicht bis mäßig (Y-BOCS bis 23)	Schwer (Y-BOCS über 23)	Leicht bis schwer		
Therapieverfahren	VT	VT+SSRI	SSRI+VT	VT	SSRI+VT

Tabelle 4: Richtlinien zum Einsatz von Antidepressiva bei Zwangsstörungen (Althaus, Niedermeier, & Niescken, 2008, S. 176)

3.4 Fazit zu den therapeutischen Ansätzen

Um die Einführung eines neuen holistischen Therapieansatzes zu begründen, wie sie in diesem Buch geschieht, müssen die vorne genannten Therapieschulen bewertet werden. Warum ist ein neues Therapiemodell von Nöten?

Die in Kapitel 3.1 beschriebene tiefenpsychologische Therapieform ist laut Grawes Meta-Studie über die Wirksamkeit der Therapieschulen weniger wirksam (vgl. Grawe, Donati & Bernauer, 1994). Zum einen ist die Therapie sehr aufwendig, in der Langzeitpsychoanalyse treffen sich Ratsuchender und Therapeut 3–5-mal wöchentlich mit einer Gesamtdauer von mehreren hundert oder noch mehr Behandlungsstunden. Tiefenpsychologen begründen diese lange Dauer mit einer gründlichen Aufarbeitung unbewusster Konflikte. Dieser Prozess benötige seine Zeit, da so tiefgreifende und dauerhafte Persönlichkeitsänderungen bewirkt werden, die zu einer echten „Heilung" und nicht nur zur Beseitigung der Symptome führen.

Zum anderen ergab die Meta-Analyse jedoch, dass die Psychoanalyse weniger wirksam ist, als es gemäß ihrem theoretischen Anspruch zu erwarten war.

„Die tatsächlichen Veränderungen waren bei den Psychoanalyse-Patienten erheblich bescheidener als vorausgesagt"

Grawe, Donati & Bernauer, 1994, S. 183

Die Untersuchung der verhaltenstherapeutischen Ansätze zeigte, dass sie in ihrer Wirksamkeit erfolgreicher als die Tiefenpsychologie sind.

„Die tatsächliche Ergebnislage könnte daher nicht eindeutiger sein, als sie ist: Kognitiv-behaviorale Therapie ist im Durchschnitt hochsignifikant wirksamer als psychoanalytische Therapie und Gesprächspsychotherapie"

Grawe, Donati & Bernauer, 1994, S. 670

Bei der Pharmakotherapie ist man sich darüber einig, dass sie begleitend zu einer Psychotherapie wirksam ist. In dieser Funktion ist sie, egal wie schwer die Symptomatik der Zwangsstörung ist, immer zu empfehlen. Eine alleinige Medikamentengabe dagegen führt im Falle der Zwangsstörungen zu keinen nachhaltigen Erfolgen (vgl. Emmelkamp & van Oppen, 2000; Lakatos & Reinecker, 2007; Ambühl, 2005).

Kritisch ist festzustellen, dass bei den meisten säkularen Therapieformen die Beschäftigung mit dem geistlich-spirituellen Aspekt des Menschen fehlt, der gerade bei Zwangsstörungen häufig mitbetroffen und mitbeteiligt ist.

Insgesamt gesehen fehlt dementsprechend ein übergeordneter Therapieansatz, der die verschiedenen wirksamen Therapieschulen integriert, den pharmakotherapeutischen Ansatz berücksichtigt und die Spiritualität eines Menschen als wichtige Dimension mit einbezieht. Darum wird es in den Kapiteln 5 und 6 dieser Arbeit gehen.

4 Christliche Literatur über Seelsorge und Therapie von Zwangsstörungen

In diesem Kapitel werden Beispiele aus der christlichen Literatur bezüglich der Zwangsstörungen besprochen. Es geht dabei um Therapieformen, die den christlichen Glauben in die Behandlung einbeziehen. Als Erstes ist festzustellen, dass solche Beispiele im deutschsprachigen Raum dünn gesät sind. Ausführlichere Abhandlungen evangelikaler Autoren über die Therapie von Zwangskranken sind kaum zu finden. Dies ist insofern verwunderlich, als Zwangsstörungen auch und gerade unter Christen nicht selten sind. Exemplarisch werden einige Arbeiten ausgewählt, um einen Überblick über seelsorgerliche Zugänge zu diesem Thema zu bekommen.

4.1 Reinhold Ruthe über Zwangsstörungen

Reinhold Ruthe bearbeitet in seinem Buch „Wenn Zwänge das Leben beherrschen" das Thema Zwangsstörungen aus individualpsychologischer Sicht, wobei Erfahrungen aus seiner seelsorgerlichen Praxis einfließen. Ich fokussiere mich auf diejenigen Aussage Ruthes, die Zwangsstörungen im Zusammenhang mit dem christlichen Glauben betreffen.

Jeder Mensch kann grundsätzlich von Zwangsstörungen betroffen sein. Auch Christen sind hier keine Ausnahme. Ruthe geht davon aus, dass Zwangsgedanken, Zwangshandlungen und Zwangsimpulse Verhaltensmuster sind, die ein Mensch hat, weil wichtige Grundbedürfnisse in seinem Leben nicht gestillt sind. Deswegen tut er

„unsinnige Dinge – in den Augen der anderen – um auf merkwürdige Weise mit seinem Problem fertig zu werden"

Ruthe, 1996, S.9

Bei christlichen Patienten können sich die Zwangsgedanken und zwanghaften Verhaltensweisen auf christliche Inhalte beziehen. Ein Patient mit Ordnungszwängen kann beispielsweise ein Unglück oder eine unbestimmte Strafe Gottes fürchten, wenn er nicht eine bestimmte Ordnung einhält. Und Zwangsgedanken verstoßen nicht selten genau gegen die christlichen Maßstäbe, die den Betroffenen von ihrem Glauben her wichtig sind. Solche zwanghaften Gedanken könnten beispielsweise lauten:

> *„Obschon ich ein bewusster Christ bin, spüre ich immer wieder einen unwiderstehlichen Zwang, Lästergedanken gegen Gott, den Heiligen Geist und Christus auszusprechen. Ich wehre mich mit Händen und Füßen gegen die Vorstellung, Schei... heiliger Geist zu sagen, aber den Gedanken kann ich nicht abschütteln"*

Ebd., S. 26

Christen, die unter zwanghaftem Zweifel leiden, machen sich destruktive Gedanken über das Verlieren des Heils oder darüber, den Heiligen Geist nicht wirklich in ihrem Leben ernst genommen zu haben. Weiter beschreibt Ruthe Aussagen und Gedanken von Betroffenen wie:

> *„Ich habe nicht zugehört, was Sie gesagt haben. Ich muss immer an die Sünde denken, die ich tun könnte. Mir gelingt es nicht, diesen Gedanken ,wegzubeten'. Es ist keine direkte Versuchung. Es sind Gedanken, dass ich es tun könnte"*

Ebd., S. 26

Ruthe bezeichnet die Zwangsstörung als ein „magisches Ritual", wodurch ein Mensch versucht, seine Sünden zu entfernen, um einem Unglück, einer Verseuchung oder der Verdammnis zu entgehen. Pontius Pilatus aus dem Neuen Testament ist ein Beispiel dafür, dass ein Mensch sich seine Schuld „abwaschen" möchte. Für Zwangserkrankte sind Schmutz, Kot, Speichel und Erbrochenes Dinge, die unrein und ekelerregend sind. Sie symbolisieren den Tod und die Verwesung. Um von diesen Dingen wieder rein zu werden oder sich nicht anstecken zu lassen, haben die Betroffenen ein zwanghaftes Ritual geschaffen. Sie setzen sich selber bestimmte Regeln, Ordnungen und Verbote, die sie nicht brechen dürfen. Sie haben ein feines Gewissen für Sünde und für die Übertretung ihrer eigenen Regeln. „Böse Gedanken, Tötungswünsche und Zwangsimpulse mit sündhaftem Inhalt beinhalten Rebellion, die Menschen mit Zwangsstörungen entwickelten". Die rebellischen Impulse werden „verschoben" und innere Konflikte kommen in Schuldgefühlen und Zwangsstörungen zum Vorschein. „Reinigungszeremonien und Waschzwänge sind die magischen Rituale, um das Böse abzuwaschen" (ebd. S. 29).

Ruthe hat tiefenpsychologisch gesehen natürlich Recht damit, dass in den „bösen Gedanken" auch die Rebellion des menschlichen Herzens gegen Gott zum Ausdruck kommen kann, die ein „entschiedener" Christ verdrängt, weil er rein und heilig vor Gott stehen will. „Das Trachten des menschlichen Herzens ist böse von Jugend auf", sagt die Bibel (1. Mose 8,21). Betroffen sind oft gerade Christen, die es mit Glauben und Heiligung besonders ernst meinen. Es kann deshalb - zumindest im ersten Stadium der Behandlung - hilfreich sein, den Patienten zu sagen, dass nicht sie selber es sind, die diese Gedanken denken, sondern es ist ihre „Krankheit" oder ein „Kobold im Kopf"[25]

Eine Mitursache für die Entstehung von Zwangsstörungen bei Christen - oder zumindest für die „religiösen" Inhalte ihrer Zwangsgedanken - kann sein, dass ihnen in ihrer Kindheit der Glauben in einer zu strengen, gesetzlichen Form vorgelebt und kommuniziert wurde.[26] Die Bibel ist der allgemein gültige Maßstab, wurde aber von Eltern oder Erziehern „gesetzlich" interpretiert. Bei einer streng religiösen Erziehung bekommen die Worte Jesu einen „Paragraphencharakter": So und nicht anders verhält sich ein Christ, so kleidet, denkt und lebt ein Christ! Die Werteordnung ist starr und hat nicht mehr viel mit dem lebendigen und fröhlichen Glauben Jesu zu tun. Teilweise handelte es sich auch um Ordnungen, die von Menschen gemacht, aber unter einem christlichen Deckmantel kommuniziert werden.

Wenn Kinder diese Erfahrungen gemacht haben, werden sie irgendwann gegen diese Regeln rebellieren. Sie „nabeln sich ab", aber die starren Wertvorstellungen sind internalisiert und die Betreffenden kommen in einen Zwiespalt. Sie verlieren die Sicherheit, die sie durch die bisherigen Ordnungen hatten, und kommen, wenn sie diese in Frage stellen, in eine scheinbar ausweglose Situation. Dadurch können sich Zwangsgedanken und -handlungen entwickeln.

Ruthe bezieht sich in seinen Büchern immer wieder auf den Begriff des Lebensstils, geprägt von Alfred Adler, dem Begründer der Individualpsychologie.[27] Adler war der Meinung, dass Menschen

---

[25] So der Titel eines Buchs von Lee Baer über die „Zähmung der Zwangsgedanken".

[26] Dies erwähnt auch M. Dieterich: „Wenn Kindern ein Gottesbild vermittelt wird, bei dem ein strafender Gott im Vordergrund steht, können Angststörungen die Folge sein. [...] Häufig führen die Angststörungen der Kinder zu späteren Zwangsstörungen bei Erwachsenen." (Dieterich, 2000, S.330)

[27] Den Lebensstil kann man auch umschreiben mit Lebensskript, Rollenbuch, private Weltanschauung, Lebensplan, die subjektive Art zu fühlen, zu denken, zu handeln und zu

Zwänge aus einem Minderwertigkeitsgefühl heraus entwickeln. Die Zwangssymptomatik verleiht dem Betroffenen das Gefühl, wenigstens irgendetwas zu beherrschen. Um Ruthes Argumentation besser zu verstehen, folgt hier eine kurze Zusammenfassung:

Den Lebensstil definiert Ruthe - übereinstimmend mit Adler - an Hand von 5 Fragestellungen:

Frage 1:	Wie sehe ich mich selbst?
Frage 2:	Wie sehe ich die anderen?
Frage 3:	Wie fühle ich mich in der Welt? Wie ist meine Gottesbeziehung?
Frage 4:	Welche Ziele verfolge ich?
Frage 5:	Mit welchen Mitteln und Methoden?

Die Schwerpunkte der Aussagen ergeben den Lebensstil eines Menschen. Wird der Lebensstil des Klienten in der Seelsorge erarbeitet, dann bekommt man Zugang zu seinen positiven und negativen Denk- und Verhaltensmustern (vgl. Ruthe, 1993)[28]. Ruthe unterscheidet sich dadurch von säkularen Vertretern der kognitiven Verhaltenstherapie, dass er die „beliefs" des Klienten (vgl. Kap.2.7.2) nicht nur auf ihre logische Stringenz prüft, sondern auch aus geistlich-biblischer Sicht beleuchtet.

Der Lebensstil des Zwangsgestörten ist geprägt von Befürchtungen und Sorgen. Dagegen hat der

> „gesunde Mensch und Christ [...] keine großen Schwierigkeiten, seine Sorgen und Befürchtungen Christus zu überlassen"

> Ruthe, 1996, S. 56

Obwohl Ruthe dem Zwangsgestörten mangelnde Gesundheit und eine problematische Wesensstruktur attestiert, stellt er fest:

---

glauben, die persönliche Auffassung von mir selbst, von anderen, der Welt, den Zielen und den Verhaltensmustern.

[28] Die Lebensstilanalyse muss so vorsichtig und mit dem Einverständnis des Klienten durchgeführt werden, dass in der Therapie kein Widerstand hervorgerufen wird.

„Diese Rituale und Zwangshandlungen sind Selbsterlösungspraktiken, die einen Augenblick beruhigen, aber nicht helfen. Die betroffenen Christen müssen systematisch lernen, sich auf Christus zu verlassen und nicht auf ihre Abwehrrituale."

Ebd., S. 56

„Hinter den Zwangsstörungen verbergen sich ungeistliches Allmachtsstreben und uneingestandene Werkgerechtigkeit. Es ist ein Gottesgeschenk, wenn den Zwangschristen die Einsicht geschenkt wird, diese ungeistlichen Vorstellungen und Ziele zu verfolgen"

Ebd., S. 75

Das Problem ist: Wenn ein Seelsorger mit derartigen geistlichen Wertungen der Zwangsgedanken und -handlungen unvorsichtig umgeht, können sie sich bei den Klienten kontraproduktiv auswirken, indem sie die ohnehin vorhandenen Selbstvorwürfe und Selbstanklagen verstärken. Außerdem muss der Eindruck vermieden werden, als seien psychisch gestörte Christen ungeistlicher als psychisch „gesunde", während wohl in Wirklichkeit bei den „Gesunden" nur die normalen Abwehrmechanismen besser funktionieren und deshalb keine pathologischen Denk- und Verhaltensmuster benötigt werden.

Der Lebensstil eines Menschen wird in seiner Kindheit geprägt, wobei die Sozialisierung des Kindes von großer Bedeutung ist. Eltern, Geschwister, Nachbarn und Freunde wirken mit bei der Entwicklung seines Lebensstils, der später auch im Leben des Erwachsenen die Denk- und Verhaltensmuster bestimmt. Trägt der Lebensstil zwanghafte Züge, dann sind die Betreffenden gewissenhaft, sauber, moralisch, korrekt und sehr ordentlich. Das geistliche Problem ist, dass dieser Lebensstil auf das Verständnis Gottes und der Bibel „abfärbt": Auch der Glaube dieser Menschen kann später so aussehen. Denn Menschen, die mit diesen Überzeugungen zum Glauben kommen, lesen die Bibel wie ein Gesetzbuch. Sie fühlen sich zum Perfektionismus und zur Fehlerlosigkeit hingezogen. Sie übertragen ihre übertriebene und pathologische Sauberkeit auf die Aussagen der Bibel. Sie sehen und erleben Gott als Kontrolleur und unerbittlichen Richter, der Sünden immer „aufspießt", und hören in Predigten überwiegend Gericht, Strafe, Gottes Zorn und Anklagen.

Ruthe geht davon aus, dass der Lebensstil, den sich jeder Mensch in der Kindheit aneignet, das Glaubensleben bestimmt. Dabei ist die Gefahr für

Menschen mit einem zwanghaften Lebensstil, alle Glaubensinhalte durch diese Brille zu sehen, sehr hoch.[29]

Weiter beschreibt Ruthe die Zwangshandlungen und -gedanken als ein „Gottähnlichkeitsstreben", da der Betroffene verschiedene Riten und Formeln einhalten muss, damit beispielsweise einem Menschen kein tödliches Unglück widerfährt. Der zwanghafte Mensch versteht sich somit als Herrscher über Leben und Tod und glaubt, gottähnliche Kräfte zu besitzen.

> „Da der Mensch mit Zwangssymptomen nicht geisteskrank ist, weil er eine volle Krankheitseinsicht hat, können wir als Christen nur staunen, wozu der Mensch fähig ist. Meisterhaft versteht er es, sich zu rechtfertigen und seine Lebensangst in Gottähnlichkeitsstreben umzufälschen"

Ebd., S. 51

Dieses Streben ist Sünde und muss seelsorgerlich im Gespräch aufgearbeitet werden, da es ein Selbsterlösungsversuch ist, der Christus und seine Erlösung in Frage stellt.

Hier ist Ruthe zu fragen, ob er nicht einerseits Psychisches zu stark mit Geistlichem vermengt (und dementsprechend psychische Prozesse vergeistlicht) und andererseits auf Grund seiner individualpsychologischen Ausbildung bei den Zwangsstörungen (ähnlich wie bei Depressionen und Angststörungen) den (somatischen und psychischen) Krankheitsanteil zu gering einschätzt und sie zu sehr im Adlerschen Sinn als zielgerichtet ansieht. Meist *wissen* zwangsgestörte Christen ja, dass ihre Gedanken und Handlungen „unbiblisch" sind. Jedes Ankämpfen gegen den Zwang, weil er Sünde ist, verstärkt ihn aber nur. Deshalb kann es hilfreich sein, die Betreffenden von dem Selbstvorwurf zu entlasten, dass sie sich ständig versündigen. Die Empfehlung von Baer „Man kann sich vor Zwangsgedanken retten, wenn man sie nicht unterdrückt" (Baer, 2010)[30] (oder sogar im Sinne der paradoxen Intention versucht, bewusst diese Gedanken zu denken) kann natürlich nur beherzigt werden, wenn der Klient sich nicht jedes Mal damit gegen Gott versündigt. Ähnliches

---

[29] Dass eine „überkorrekte" Psyche zu einem „überkorrekten" Glauben führt, ist kein „Muss", aber es besteht die Gefahr. Der Glaube kann sich auch - insbesondere unter der Wirkung des Heiligen Geistes - in eine andere Richtung entwickeln.

[30] Entsprechend sagt Ruthe: „Akzeptieren Sie Ihre Zwangsgedanken!" „Wer Zwangsgedanken widersteht, hält sie aufrecht; ... wer sie akzeptiert, wird sie verringern" (Ruthe, 1996, S. 94).

gilt für den Umgang mit „negativen" Gefühlen: Nicht bereits das Gefühl ist Sünde, sondern wenn ich dem Gefühl nachgebe.

Die „Kunst" des Seelsorgers besteht also darin, die geistliche Ebene so in die Therapie einzubeziehen, dass der Klient dadurch nicht stärker belastet, sondern durch das „Werfen" der Last auf Jesus Christus befreit wird.

> *„Wer gegen den Zwang kämpft, verschlimmert sein Leiden. ... Wer sich rückhaltlos auf den Herrn verlässt, hat die beste Ausgangsposition, seine Zwangsstörungen zu verringern"*

Ebd., S. 54

Das bedeutet keine Passivität, sondern der Klient ist für das Gelingen des Heilungsprozesses mitverantwortlich.[31] Ein Klient, der seinen Anteil an der Störung erkennt, dass er vor bestimmten Dingen flüchtet und ihnen ausweicht, kann im Namen Jesu Hilfe erfahren.

Fallbeispiel:

> *Ruthe beschreibt den Fall eines 35-jährigen Landwirtes, der Sohn eines Kirchenältesten war. Er litt unter Waschzwängen, die er mitten in der Nacht nach dem Schlafengehen durchführte. Der Therapeut ging davon aus, dass das zwanghafte Waschen ein Versuch war, Schuld und Sünde abzuwaschen. Herausgearbeitet wurde, dass der Betroffene unter „Wortsünden" litt, weil er immer wieder seinen Mund von Schmutz reinigte. Herausgefunden wurde, dass der Klient eine große Spannung zum Vater besaß, der vor Jahren den Betrieb an ihn weitergab, jedoch sich ständig in alle Entscheidungen einmischte. In Gedanken beschimpfte der Betroffene den Vater und produzierte Flüche, die er aber niemals aussprach. Die Angst vor der Sünde hatte den Betroffenen veranlasst, die gedachten Flüche und Beleidigungen zu verschweigen (vgl. Ruthe, 1993).*

Wenn Zwangsstörungen mit nicht verarbeiteten konkreten Erlebnissen aus der Vergangenheit zusammenhängen, hilft es laut Ruthe nicht, die kognitiv-verhaltenstherapeutischen Maßnahmen wie Exposition mit Reaktionsverhinderung anzuwenden, da das eigentliche Motiv bzw. die

---

[31] Eine These von Ruthe ist: „Der Mensch mit Zwangsstörungen muss bei seiner Verantwortung gepackt werden" (Ruthe, 1996, S. 66).

Sünde nicht gebeichtet und vergeben werden würde. Die Wut gegen den Vater in dem zitierten Beispiel muss seelsorgerlich geklärt werden, damit der Betroffene im Frieden mit dem Vater, sich selbst und Gott leben kann.

In der säkularen Therapie wird der Zwangserkrankte dazu ermutigt, seine Aggressivität herauszulassen. Ruthe zitiert den Schweizer Arzt und Therapeuten Paul Tournier, der bei Zwangspatienten von „schwachen Reaktionen" wie Rückzug, Feigheit (als fromme Ergebenheit getarnt), Hilflosigkeit, Aggression nach innen und Mitleid-Erregen spricht. Ruthe stellt mit Tournier die säkulare Therapieform geistlich in Frage, weil dadurch nur auf der Ebene der Reaktionen gearbeitet wird, aber nicht am Innersten der Person. Patienten, die eine solche säkulare Therapie machen, sind von der „Verdrängung der Aggressivität zur Verdrängung des Gewissens übergegangen" (Ruthe, 1996, S. 82).

Wer seine Aggressionen nur herausschreit, der Wut und dem Zorn gegen Angehörige Luft macht, „reagiert sich ab, aber er erfährt keine Heilung". Nur wenn der Patient vergeben kann, so wie Christus den Menschen vergeben hat, kann er mit seinen Aggressionen zurechtkommen.

„Die Heilung des Zwanges ist die Befreiung von Lebensfeigheit, von Rückzug in zwanghafte Symptome, ist die Befreiung von falschem Edelmut, von Gegenzwängen als Trotz gegen die Eltern und andere Menschen"

Ruthe, 1996, S. 82

Einen großen Stellenwert hat in der Seelsorge Ruthes das Gebet. Der Klient hört auf, „selbst" zu kämpfen, und verlässt sich auf Jesus Christus. Auch die Expositionsübungen, mit denen die Zwangsrituale unterlaufen werden, geschehen mit Gebetsbegleitung (siehe Tabelle auf der folgenden Seite).

Zwangsritual	mit Gebet verhindern
Ich darf meine Einkaufstasche nur auf Holz stellen, das anschließend mit einem Desinfektionsmittel gereinigt werden kann.	Herr, ich stelle die Einkaufstasche bewusst auf eine Decke. Ich vertraue dir und befehle mich deinem Schutz an.
Bevor ich in einen fremden Raum gehe, muss ich vor der Schwelle mindestens einmal mit beiden Füßen zurücktreten, sonst erwartet mich im fremden Raum etwas Unangenehmes.	Herr, ich gehe mit dir in diesen fremden Raum. Du bist bei mir, was auch immer mich erwartet.

Tabelle 5: Beispiele für Gebete bei Zwangsritualen

Irrige oder destruktive Gedanken lassen sich gut mit der kognitiv-verhaltenstherapeutischen Methode oder der RET (Rational-Emotive-Therapie) verändern. Hier geht Ruthe von der individualpsychologischen Sichtweise zur Kognitiven Therapie im Sinne von Ellis über. Im Unterschied zu säkularen Therapeuten werden die irrigen Überzeugungen aber nicht allgemein logisch widerlegt, sondern durch positive Aussagen der Bibel ersetzt. Die sogenannte „kognitive Seelsorge" hat für diese Theorie drei Prinzipien (vgl. Ruthe, 1993):

1.   Stellen Sie Ihren Irrglauben in Gedanken und Selbstgesprächen genau fest.

2.   Stellen Sie Ihren Irrglauben ganz entschieden in Frage.

3.   Ersetzen Sie Ihren Irrglauben durch die Wahrheit.

Das Ersetzen der „beliefs" des Zwangsgestörten könnte mit der Ressource des Glaubens folgendermaßen aussehen:

„Die Erwartung, dass ich alle Zeit fröhlich und tatkräftig sein soll, ist äußerst unrealistisch und Jesus hat mir durch seinen Tod die Möglichkeit gegeben, ohne Schande der Wirklichkeit entsprechend zu leben. Ich bin kein Versager, wenn ich mich hin und wieder schlecht fühle. Ich bin ein wiedergeborenes Kind Gottes, das einen Retter hat [...] Ich kann zufrieden sein, selbst wenn manches anders aussieht, als ich es gern hätte. Ich kann alle schweren Dinge erfolgreich durchleben, weil ich alles vermag durch den, der mich stark macht, Christus"

Ruthe, 1996, S. 86

Ruthe empfiehlt auch die von der Verhaltenstherapie erarbeiteten Expositionsübungen. Als Vorstufe können Zwangsgestörte „in Gedanken und in der Phantasie Umgangsmuster entwickeln, die ihren Zwangshandlungen zuwiderlaufen": sie setzen sich in Gedanken einer Gefahr aus, die sie bisher zwanghaft gemieden haben. Der nächste Schritt ist dann, „sich tatsächlich einem gefährlichen Objekt zu nähern", ohne Abwehrrituale zu entwickeln (ebd. S. 87).

Letztendlich wird der Zwang und die Angst mit der Hilfe von Jesus Christus überwunden. Das bedeutet aber nicht, dass in jedem Fall die Zwänge ganz verschwinden. Ruthe zitiert zustimmend den Satz von Pfeifer:

„Die Befreiung von Zwängen lässt sich nicht erzwingen"

Pfeifer, 1988, S. 86

Und schon gar nicht darf man den Glauben von Christen mit Zwangsstörungen in Frage stellen. Aussagen wie: „Wer richtig glaubt, der geht mit Jesus in den Aufzug, der fährt ohne Ängste Auto etc." helfen den Betroffenen nicht, sondern belasten sie zusätzlich (vgl. Ruthe, 1996, S.96f).

Auch hinsichtlich der Heilungschancen müssen wir uns also vor Perfektionismus hüten. Ängste und Zwänge sind Anfechtungen. Dem einen schenkt Gott

„völlige Befreiung, dem anderen die Gewissheit, dass er in Ängsten und Zwangsgedanken nicht allein ist. [...] Er [der Zwangspatient] wird beunruhigt, aber nicht endlos gequält; er wird angefochten, aber von Christus nicht im Stich gelassen"

Ruthe, 1996, S. 97

Ruthe berichtet von einer Klientin:

„Die Frau ist ruhiger geworden. [...] Sie erlebt die Zwangsgedanken nicht mehr [...] als ‚endlose Qual'. Die Zwangsgedanken gehören zu ihr wie rote Haare und Sommersprossen"

Ebd., S. 95

4.2 Samuel Pfeifer über Zwang und Zweifel

S. Pfeifer ist Chefarzt der psychiatrischen Klinik Sonnenhalde in Riehen bei Basel. In Kap. 12 seines Buchs „Der sensible Mensch" befasst er sich mit dem Thema Zwangskrankheit, wobei hier wieder nur solche Aussagen besprochen werden, die den christlichen Glauben tangieren. Gerade Christen, die es mit ihrem Glauben ernst meinen, sind durch Zwänge zusätzlich belastet:

„Gläubige Menschen leiden zudem darunter, dass auch ihr Glaube von Zweifeln überschattet wird oder dass sich ihnen Gedanken aufzwingen, die sie doch gar nicht denken wollen. Manchmal ist das Erleben der Fremdbestimmung so intensiv, dass sie an eine dämonische Beeinflussung denken, und dies, obwohl sie doch alles daran setzen, ein christliches Leben zu führen"

Pfeifer, 2003, S. 222 f

Pfeifer lehnt die psychoanalytische Deutung von Zwangsgedanken, hinter ihnen steckten verdrängte Triebwünsche, konsequent ab.

„Es wäre völlig unsinnig, aus diesem Zwang [dem Gedanken einer jungen Mutter, sie könne ihrem Baby etwas antun] einen versteckten Hass gegen das neu geborene Kind abzuleiten. Derartige psychoanalytische Deutungen sind nicht nur zynisch, sondern zeugen auch von einem eklatanten Unwissen über die neueren Forschungen in diesem Bereich"[32]

Ebd., S. 224

Pfeifer favorisiert zur Erklärung der Zwangsstörung die Hypothese der gestörten Informationsverarbeitung im Gehirn.[33] Mitunter kann aber die hirnbiologisch angelegte Zwangsstörung durch ein bestimmtes traumatisches Erlebnis ihr inhaltliches Thema bekommen (ebd. S. 228 f).

Warum aber haben Zwangsgedanken häufig Inhalte, die für die Betroffenen im höchsten Maß anstößig und verboten sind (z.B. sexuelle Vergehen, Flüche gegen Gott, Verletzung der Freundin)? Pfeifer meint:

---

[32] Hier ist kritisch anzumerken, dass Pfeifer der tiefenpsychologischen Therapiemethode wohl nicht ganz gerecht wird.

[33] Vgl. Pfeifer, 1988, S. 86.

„Wenn eine zwangskranke Person über ihre schrecklichen Gedanken klagt, so sind diese nichts anderes als das negative Abbild ihrer tiefsten Wünsche und Sehnsüchte"

Ebd., S. 230

Pfeifer arbeitet heraus, dass Zwangsgedanken und Glaubenszweifel miteinander verwandt sind.

„Besonders schmerzlich werden Zwänge in der Seelsorge erlebt, wenn der Glaube betroffen ist. [...] Wie ist es möglich, dass eine hoch anständige und tief gläubige Frau ausgerechnet im Gottesdienst mit Fluchgedanken zu kämpfen hat? Derartige innere Kämpfe können tiefe Zweifel an der Liebe Gottes hervorrufen"

Ebd., S. 234 f

Pfeifer bringt das Beispiel einer Frau, die anfangs an einem religiös „neutralen" Zwang litt. Nach ihrer Bekehrung wurde es mit dem Zwang keineswegs besser, sondern er bekam nun religiöse Inhalte.

„Der Zwang als Gefäß war derselbe geblieben, der Inhalt aber hatte nun Fragen des Glaubens ergriffen."

Ebd., S. 235

Folgerung:

„Nicht der Glaube verursacht die Zwänge, aber die Zwänge erfassen auch den Glauben."

Ebd., S. 235

Manche evangelikale und charismatische Seelsorger werden bei solchen Fallgeschichten an eine dämonische Besessenheit denken und Befreiungsdienst empfehlen. Pfeifer lehnt es zwar nicht prinzipiell ab, dass Menschen durch okkulte Praktiken unter dämonische Einflüsse geraten können. Aber im Allgemeinen gilt für die Zwangskrankheit wohl analog, was Pfeifer zur Schizophrenie sagt:

„Man tut Gläubigen in einer psychotischen Krise großes Unrecht, wenn man sie als besessen oder dämonisch beeinflusst bezeichnet und sie belastenden Austreibungs-Ritualen unterwirft"

Pfeifer, 1988, S. 151 f

Was ist zu tun? Pfeifer empfiehlt wie säkulare Therapeuten eine medikamentöse Behandlung und Verhaltenstherapie. Der Seelsorger versucht dem Klienten zu vermitteln, dass die religiösen Inhalte seiner Zwangsgedanken und -handlungen kein Beweis dafür ist, dass sein Glauben nicht in Ordnung ist, sondern es handelt sich um die spezifische Ausprägung einer *Krankheit*. (Hier zeigt sich ein entscheidender Unterschied zu Ruthes Sicht der Zwangsstörung.)

> *„Ist der Glaube für eine Person wichtig, so können die Zwänge eben*
> *religiös gefärbt sein "*

Pfeifer, 2003, S. 238

Hinsichtlich des Umgangs mit obszönen oder gotteslästerlichen Zwangsgedanken empfiehlt Pfeifer dem Seelsorger:

- *„Ermutigen Sie zur Aussprache, auch wenn der Person die Zwänge peinlich oder gar gotteslästerlich vorkommen.*
- *Geben Sie der Störung einen Namen. Erklären Sie, dass das Zustandsbild bekannt sei unter dem Namen „Zwangskrankheit " und [...] dass es sich um eine krankhafte Störung der Gedankenkontrolle im Gehirn handelt.*
- *Betonen Sie insbesondere, dass das Leiden an anstößigen Gedanken und Impulsen zeigt, dass dies gerade nicht in ihrer [der betroffenen Person] Absicht liegt.*
- *Betonen Sie, dass religiöse Zwangsgedanken nicht durch den Glauben verursacht sind, sondern nur eine religiöse Ausprägung der Zwangskrankheit darstellen.*
- *Orientieren Sie die Person über die Verläufe und die Behandlungsmöglichkeiten.*
- *Vermeiden Sie eine Dämonisierung der Zwänge.*
- *Beziehen Sie die Familie ein. Ermutigen Sie, wenn nötig, auch zur Abgrenzung von tyrannischen Verhaltensweisen.*
- *Entlasten Sie die Person, wenn sie zu hohe Anforderungen an sich selbst stellt.*
- *Haben Sie Geduld! Stellen Sie sich darauf ein, dass es bei manchen Betroffenen nicht zu einer völligen Heiligung kommt. "*

Ebd., S. 239f

Hinsichtlich der Infragestellung des Glaubens durch zwanghafte Zweifelgedanken ist zu betonen:

„Die persönliche Beziehung zu Gott und die Gewissheit der Erlösung ist nicht von einschießenden Zweifeln abhängig, sondern beruht auf der Treue Gottes zum Menschen"

Ebd., S. 240

4.3   Jay E. Adams über Ängste

J. Adams ist ein Vertreter der Gruppe evangelikaler Seelsorger, die - im Gegensatz zu den beiden erstgenannten Autoren - die Anwendung von Psychotherapie in der Seelsorge konsequent ablehnen. Deshalb werden hier einige Aussagen von ihm zitiert, obwohl sie sich nicht direkt auf Zwangsstörungen, sondern auf die mit ihnen verwandten Angststörungen beziehen.

Charakteristisch für das Seelsorgeverständnis Adams' ist, dass er der „Seele" (oder besser „Psyche" gemäß dem in den Kapiteln 5 und 6 vorgestellten Modell der ABPS) hinsichtlich der Entstehung von Störungen keine selbständige Bedeutung beimisst.

„Um es einfach zu sagen: Die Bibel spricht einerseits von Krankheiten, die organische Ursachen haben, andererseits von Störungen, die sündhafter Haltung und sündhaftem Verhalten entstammen. Aber wo haben wir in der Bibel auch nur eine Spur einer dritten Quelle von Störungen, die in die Nähe des modernen Begriffs der ‚seelischen Krankheit' käme?"

Adams, 1972, S. 25

Dementsprechend führt Adams psychische Störungen, soweit ihnen keine körperlichen Ursachen zugeordnet werden können, auf die Entfernung des Menschen von Gott und Gottes Wort zurück, der Adams mit „nuthetischer Zurechtweisung" begegnet (vgl. ebd., S. 37 ff)[34]

In seinem Buch „Handbuch für Seelsorge" stellt Adams die von Menschen erlebten Ängste der in Jesus Christus geoffenbarten und durch den Heiligen Geist „ausgegossenen" Liebe Gottes gegenüber. Liebe und Angst sind entgegengesetzte Eigenschaften. Die Liebe gibt sich selbst

---

[34] Vgl. dazu Dieterich, 2001, S. 61 ff.

hin, die Angst schützt und bewahrt sich selbst. Adams führt 1. Johannesbrief 4,17-19 an:

> *Hierin ist die Liebe bei uns vollendet worden, dass wir Freimütigkeit*
> *haben am Tag des Gerichts, denn wie er ist, sind auch wir in dieser*
> *Welt. Furcht ist nicht in der Liebe, sondern die vollkommene Liebe treibt*
> *die Furcht aus, denn die Furcht hat es mit Strafe zu tun. Wer sich aber*
> *fürchtet, ist nicht vollendet in der Liebe. Wir lieben, weil er uns zuerst*
> *geliebt hat.*

Dass Gott uns zuerst geliebt hat, befähigt uns zur Liebe. Wenn wir Gemeinschaft mit Gott haben, lässt uns das zu reiferen, „vollkommen" liebenden Menschen werden. Je tiefer er mit Gott verbunden ist, desto weniger Angst wird ein Betroffener haben.

> *„Liebe und Furcht verhalten sich umgekehrt proportional zueinander:*
> *Je mehr Furcht, desto weniger Liebe. Je mehr Liebe, desto weniger*
> *Furcht"*

Adams, 1976, S. 300

Adams schlägt daher vor, die Ängste mit Liebe zu vertreiben. Außerdem können Ängste mit unvergebener Schuld zu tun haben. In Ängsten kann alte Schuld zu Tage treten, die bearbeitet werden muss. Frei von Angst kann der betreffende Mensch werden, wenn er seine Schuld bekennt und Vergebung erhält.

Wer Angst vor Menschen hat, sollte sich in Liebe für andere engagieren. Adams führt den Fall „Karl" an.

> *„Der Seelsorger half ihm, Gaben zu entdecken, die er in den Dienst*
> *anderer stellen konnte. Karl überwand seine Furcht, indem er in der*
> *Jugendgruppe Klavier spielte"*

Ebd., S. 301

Adams weiß, dass Ängste durch Konditionierung bei traumatischen Erfahrungen entstehen können. Trotzdem spricht er auch in diesem Fall von Sünde. Der Seelsorger vermittelt dem Klienten „Paul" in einem Fall von Brückenangst:

- *„Ihre Angst ist real.*

- *Die Angst ist Sünde. Diese verkehrte Verhaltensweise hat Sie auf*
  übertriebene Weise um sich selbst kreisen lassen, Ihre Flexibilität

und Wirkungsweisen eingeschränkt und Sie in vielfältiger Weise an einem gottgefälligen, verantwortlichen Leben gehindert.

- *Nicht die Brücken verursachten diese Erfahrungen, sondern Sie selbst. [...] Sie werden aufhören, wenn Sie sie nicht mehr produzieren.*

- *Sie brauchen den Mut, der aus dem Vertrauen auf Gott wächst. Christen haben furchtlos Löwen in die Augen geschaut. So werden Sie auch Ihrer Angst in die Augen sehen können."*

Ebd., S. 305f

"Ausgerüstet mit diesen Einsichten versuchte Paul, betend eine Brücke zu überqueren. Er hatte Angst, aber er geriet nicht in Panik. [...] Er überquerte sie [...] hin und zurück - bis das Problem gelöst war."

Ebd., S. 306

"Christen können mit Ängsten fertig werden, wenn sie sich auf Gott und sein Wort verlassen, ihn lieben und ihm gehorchen".

Ebd., S. 307

Die Liebe Gottes überwindet alle Ängste. Die Schritte hierzu sind laut Adams:

1. Gebet und Buße.

2. Das Angst-Erlebnis von dem gefürchteten Objekt unterscheiden.

3. Die Angst-Spirale verstehen.

4. Das Problem mit christlichem Mut anpacken

Ebd., S. 307

"Der Glaube und die Einsicht müssen zur Tat führen. Die Lösung für die verschiedenen Ängste heißt also: glauben und gehorchen. Jesus sagt: ‚Wenn ihr mich liebt, werdet ihr meine Gebote halten' (Joh. 14, 15). Die Liebe zu Gott antwortet: ‚Ja' "

Ebd., S. 308

Ganz falsch wäre es allerdings, nun alle Kraft und Aufmerksamkeit darauf zu verwenden, die Angst zu überwinden. Wer sich ständig mit

Angsterlebnissen beschäftigt, verstärkt sie. Der Klient soll vielmehr seine …

> *„ganze Sorge von der Angst und ihren Befürchtungen abwenden und sich ganz und gar darauf konzentrieren, Taten der Liebe zu tun, die Gott erwartet"*

Adams, 1977, S. 50f

4.4   R. Oberbillig zu Zwangserkrankungen

Rainer Oberbillig ist leitender Psychologe der de'ignis-Fachklinik in Egenhausen, die den christlichen Glauben bewusst in die Therapie einbezieht. Zwar gibt es in der Klinik kein spezifisches, methodisches Konzept einer christlich-integrierten Behandlungsweise, aber ihre Veröffentlichungen machen deutlich, wie stark für sie die psychische und die geistliche Ebene der Patienten zusammenhängen.

Im de'ignis-Magazin Nr. 37/38 berichtet Oberbillig über eine Patientin, die seit Jahrzehnten unter einer Zwangserkrankungen litt, wobei die - teilweise religiösen - Zwangsgedanken in Verbindung mit Reinigungszwängen standen. (Oberbillig, 2009) „Vera" erzählt selber von ihren Erfahrungen und wird von Oberbillig mit einer vorwiegend tiefenpsychologischen Sichtweise der Zwänge kommentiert. Die ersten Zwangsimpulse traten zwischen dem 15. und 17. Lebensjahr in Form eines Waschzwangs auf, später kam es zu einer Verlagerung hin zu „schrecklichen" Zwangsgedanken. Hintergrund

> *„waren vermutlich die überhöhten religiösen Anforderungen in moralisch-ethischer Hinsicht [...] vor allem durch den streng religiös gesetzlich orientierten Vater"*

Oberbillig 2009, S. 34

Oberbillig meint, dass bereits der Waschzwang eine religiöse Bedeutung (im Sinne von „Sünde abwaschen", vielleicht auch stellvertretend für die „unreinen Eltern"[35]) gehabt haben kann.

Noch deutlicher wurde dieser Zusammenhang bei den Zwangsgedanken:

---

[35] Hier deutet sich auch ein Konflikt mit den Eltern, insbesondere dem Vater an.

„Da ich in einer sehr strengen religiösen Erziehung gelernt hatte, dass man solche schlimmen Gedanken nicht haben darf, fühlte ich mich immer schuldig. Ich versuchte Gedanken ,gutzumachen', zu neutralisieren, bat Gott um Vergebung, aber sofort tauchten weitere schlimme Gedanken auf"

Ebd., S. 34

Deutlich ist, wie hier der Glauben in seiner gesetzlichen Form die Zwangssymptomatik verstärkt (wenn nicht sogar hervorruft). Vera berichtet:

„Vorschriften einhalten, ja das war für mich auch ganz wichtig, hatte ich in meiner strengen religiösen Erziehung doch so viele Gesetze und Regeln gelernt. Die galt es nun alle einzuhalten! Wehe, wenn ich es nicht tat! Dann bestrafte mich mein Gewissen so sehr, dass ich erneut unter den schrecklichen Zwängen litt. Und Gott - ja, er war auch nicht mit mir zufrieden, und er half mir nicht mehr, er bestrafte mich jetzt auch"

Ebd., S. 35

Die Zwangsgedanken ängstigten vor allem auch durch ihre „außerordentlich extreme Form", die der Regel entsprach:

„Der Zwangsgedanke ist immer so angelegt, dass das, was einem das Heiligste und Teuerste ist, durch eigenes Versagen verletzt oder vernichtet zu werden droht."

Ebd., S. 36

Was hat Vera geholfen? Sehr wichtig war es ihr, von Fachleuten ernst genommen und verstanden zu werden. Oberbillig spricht von der

„ungeheuren Erleichterung des Zwangskranken, ein ,Coming-out' gewagt zu haben und sich als krank wahrnehmen zu können, ohne sich dafür wieder selbst verurteilen zu ,müssen' "

Ebd., S. 37

Am Anfang stand allerdings eine „abergläubische" Scheu, über die Rituale nicht sprechen zu dürfen. Erst nach mindestens 20 Beratungs-Stunden war Vera in der Lage, ihre Zwangsgedanken aufzuzählen, um eine Skalierung vornehmen zu können.

Obwohl von Oberbillig tiefenpsychologische Zusammenhänge der Zwangsstörung dargestellt werden, half primär nicht ihre Aufdeckung der Klientin (vielleicht trug sie aber später zur Nachhaltigkeit des Therapieerfolgs bei), sondern das im Kap. 3.2.3 dargestellte verhaltenstherapeutische Expositionstraining mit medikamentöser Unterstützung durch SSRI.

> *„Entlastend wurde von Vera erlebt, die Zwangsgedanken einer ‚Fehlproduktion' ihres Gehirns zuordnen zu können [...]: ‚Das bin nicht ich, das ist mein Gehirn"*

Ebd., S. 38[36]

Oberbillig skizziert das Expositionstraining, das zum einen die Verquickung von Glauben und psychischer Störung berücksichtigte, zum anderen aber auch das Erlösungsgeschehen in Jesus Christus in die Therapie einbezog.

Fallbeispiel:

> *„ Vera wurde an einem Tisch platziert, auf dem Brot und Wein als Symbol des Abendmahls sowie der siebenarmige Leuchter als ‚Zeichen der Gegenwart Gottes' aufgestellt waren; sie saß also im Angesicht des für sie ‚Heiligen', hatte mit ihren Sinnen Anteil daran, realisierte aus Psalm 23 die von mir rezitierte Einladung Gottes: ‚Du bereitest vor mir einen Tisch im Angesicht meiner Feinde.' In ihrem Blickfeld dahinter befand sich der Videoscreen, auf den ihre Zwangsgedanken per PC-Präsentation projiziert wurden, darüber ein Holzkreuz. Es sollte symbolisieren, dass ihre Zwangsgedanken Platz haben in der Erlösung durch Christus am Kreuz. Um besser aussteigen zu können aus jedem projizierten Zwangsgedanken, gab es einen Papierkorb neben ihrem Stuhl, in den sie als gedankliches Symbol ein zerrissenes Blatt Papier zum Ende jeder Episode als ‚Zwangsmüll' werfen konnte. Der Aufmerksamkeitsumlenkung diente ein Igelball, den sie während des ‚Habituations Trainings' in die Hand nahm. Die hier vorgestellten Poster von Zwangsgedanken entstammen der Original Exposition. Sie wurden von Vera vorgelesen und nach dem o.g. Sche-*

---

[36] Anstatt wie Ruthe und Adams den Klienten für seine Zwangsgedanken verantwortlich zu machen, hilft Oberbillig ähnlich wie Pfeifer dem Klienten, sich davon zu distanzieren. Davon unabhängig berichtet Vera, dass sie, nachdem es ihr besser ging, ihren Eltern vergeben konnte, also die Problematik auch geistlich in Ordnung kam.

ma bearbeitet. Dabei wurde sie angeleitet, sich zu entspannen mittels Atmung. Ebenso wurde ihre Wahrnehmung geschult für die Abnahme der inneren Unruhe und Angst mit zunehmender Dauer jeder einzelnen Exposition und ,Habituation' an die Serie. Die gedanklichen Intrusionen wurden als allgemeine ,Zwangsbomben' eingeteilt', die religiöse Unterabteilung bildeten die ,Lästergedanken'. Zwangsgrübeln wurde als zwanghaftes Gewissenssyndrom mit dem Symbol ,Tyrannosaurus Rex' – beißender aggressiv quälender Vergewisserungszwang – chiffriert. "

Ebd., S. 7-8

Hier zwei Beispiele der oben beschriebenen Exposition der Patientin „Vera":

Zwanghafte Lästergedanken (1)	Wahnsinniger „Tyrannosaurus Rex" (6)
„Sage Gott ab ......"	„... Hast du auch alles ... **..richtig gemacht ...??!"**
Expositionsübung 1	Expositionsübung 6

Tabelle 6: Expositionsübungen (Ebd., S. 39)

„Vera" konnte ihre Zwangsstörung mit Hilfe einer einjährigen ambulanten Psychotherapie, ergänzt durch regelmäßige Termine beim Facharzt für Neurologie und Psychiatrie, überwinden. Außerdem nahm sie zur Unterstützung der Genesung Psychopharmaka. Insgesamt fünf Monate war sie in einer tagesklinischen Behandlung im Gesundheitszentrum der de'ignis - Fachklinik. Sie schließt ihren Bericht:

„Obwohl die Krankheit noch nicht ganz besiegt ist, habe ich jetzt wieder viel Freude am Leben, freue mich auf jeden neuen Tag [...] Ja; ich spüre Freude und Leichtigkeit in mir! Gott sei Dank für alles!"

Ebd., S. 37

5   Vorüberlegungen und Grundlagen für einen holistischen Behandlungsansatz von Zwangsstörungen

Aus dem vorhergehenden Kapitel wird deutlich, dass sich Psychotherapie und Glaube begegnen und zusammen wirken sollten, um dadurch zu einem Synergieeffekt zu kommen. Als ein gelungenes Beispiel erscheint mir der Bericht von Oberbillig. Zu warnen ist davor, in der Seelsorge psychische Probleme zu vergeistlichen. Kritisch war zu den Beiträgen von Ruthe und Adams bereits gesagt worden: Wenn sie behaupten, dass Angst Sünde ist, dann muss dem widersprochen werden. Angst bei Zwangs- oder Angstpatienten ist m.E. keine Sünde, sondern Teil einer psychischen (teilweise auch somatischen) Störung. [37] Einem christlichen Zwangspatienten, dem gesagt wird, dass seine Angst Sünde und seine Liebe noch nicht vollkommen sei, wird dadurch nicht geholfen. Im Gegenteil: Er wird noch unsicherer werden, sich selbst weiter verurteilen und seine Zwangsrituale werden sich dadurch nicht reduzieren.

Genauso verhält es sich m.E. auch mit der Aussage, dass Ängste überwunden werden können, wenn man nur glaubt und gehorcht (vgl. Adams, 1976)[38]. Wenn ein Christ aber nun daran glaubt, dass Gott seine Zwänge heilt, und sich bemüht, Gott gehorsam zu sein - und der Zwang verschwindet nicht? Dann wird ihn diese Aussage des Seelsorgers die Zweifel an sich und an seinem Glauben vermehren. Auch ein solcher Rat ist daher kontraproduktiv.

Um Zwänge zu überwinden ist häufig mehr nötig, als im biblischen Sinne Vergebung zu erfahren und Glaubens-Gehorsam zu praktizieren. Zwar brauchen alle Menschen die Vergebung der Schuld, die nur Jesus uns wegnehmen kann. Aber Jesu Erlösung nimmt uns nicht alle Krankheiten, Leiden und Nöte, die wir in unserem Leben haben. Manchmal tut er solche Wunder. Aber er kann dazu nicht gezwungen werden. Wir alle

---

[37] Dies gilt auch für die „widergöttlichen" Inhalte der Zwangsgedanken. Bei einer geistlichen „Nacharbeit" nach dem Abklingen der Störung kann darüber geredet werden, ob in den aggressiven oder obszönen Zwangsgedanken auch Sünde enthalten war. Denn wer von uns hat wirklich ein „reines" Herz?

[38] Das Beispiel von „Hans" mit seiner Brückenangst zeigt aber, dass er auch - im Vertrauen auf Gott und seinen Seelsorger - eine Art von Expositionstraining absolviert.

kennen Menschen, die jahrelang um Heilung gebeten haben, bei denen aber Gott das erwünschte Wunder nicht getan hat.

Gott hat aber bei der Erschaffung des Menschen Fähigkeiten und Kräfte in ihn hineingelegt, um auf natürliche Weise Schwierigkeiten und auch Krankheiten überwinden zu können. Im Bereich der menschlichen Psyche hat Gott uns dafür eine wunderbare Möglichkeit gegeben: Das Lernen. Wir Menschen sind in der Lage, unsere Kognitionen, Emotionen und Motivationen durch Lernprozesse zu verändern. Das bedeutet meistens zwar harte Arbeit, aber sie lohnt sich. Es ist ein großes Geschenk Gottes, dass er uns für ein ganzes Leben lang die Lernfähigkeit gegeben hat. Die verschiedenen Psychotherapie-Schulen haben Methoden entwickelt, diese Lernfähigkeit zu nutzen, um psychische Leiden zu bessern oder zu heilen.

Dass Jay Adams dies nicht erkennen kann, ist ein Manko seiner seelsorgerlichen Arbeit. Reinhold Ruthe benützt in seiner seelsorgerlichen Praxis die Methoden der Individualpsychologie sowie der kognitiven Verhaltenstherapie (kritisiert aber allgemein die Verhaltenstherapie als „Verdrängung des Gewissens") und bezieht dabei, wie dargestellt, den christlichen Glauben mit ein. Verfehlt ist es aber, generell Zwangsstörungen auf ungeistliche, widergöttliche Motivationen wie „ungeistliches Allmachtsstreben und uneingestandene Werkgerechtigkeit" (Ruthe, 1996, S. 75) zurückzuführen. Eine solche Aussage ist zu einseitig und kann nach den heutigen wissenschaftlichen Erkenntnissen über die Entstehung von Zwangsgedanken und -ritualen nicht aufrecht erhalten werden. Die Seelsorge an zwangsgestörten Menschen sollte diese Erkenntnisse und den heutigen wissenschaftlichen Stand der Therapie berücksichtigen, wie dies die Behandlungsmodelle und -beispiele von Samuel Pfeifer und Rainer Oberbillig zeigen.

Die säkularen Formen der Psychotherapie von Zwangsstörungen allein sind m.E. nicht ausreichend. Denn in ihnen wird der Bereich der Spiritualität des Menschen nicht (oder nicht ausreichend[39]) berücksichtigt. Die Bibel macht deutlich, dass zum Menschsein ein transzendenter Aspekt gehört, der unverzichtbar ist. In jedem Menschen ist eine Sehnsucht angelegt, die nach Übernatürlichem strebt. Dies muss

---

[39] Es gibt heute auch Therapieformen, selbst unter der Überschrift „Verhaltenstherapie", die für „Transzendenz" offen sind.

in der Therapie berücksichtigt werden, besonders wenn gläubige Zwangspatienten behandelt werden.

Im Folgenden stelle ich das Modell der „Allgemeinen Beratung, Psychotherapie und Seelsorge" (kurz: ABPS) vor, wie es von Michael Dieterich (Dieterich, 2001) konzipiert worden ist und in der Biblisch-Therapeutischen Seelsorge BTS[40] praktiziert wird.

Um zu einem Gesamtmodell der Behandlung zu kommen, sollten nach Dieterich (2001) drei Grundfragen geklärt werden.

1.	Welche Anthropologie wird zugrunde gelegt?
2.	Wie wird ein Mensch krank?
3.	Wie wird ein Mensch wieder gesund?

Nachfolgend werden diese Fragen beantwortet und ein ganzheitlicher Ansatz der Behandlung von Zwangsstörungen dargestellt.

5.1 Die Anthropologie der ABPS

Bei der Anthropologie beziehe ich mich auf das biblische Menschenbild, welches die ABPS vertritt (Dieterich, 2001)[41]. In der wissenschaftlichen Psychologie untersucht man die empirisch überprüfbaren Anteile der Seele. Daneben gibt es aber die empirisch nicht überprüfbaren Anteile. Zu denen gehört insbesondere die Spiritualität des Menschen.

Die ABPS ist dadurch gekennzeichnet, dass sie auf der einen Seite die unterschiedlichen Aspekte der Seele, auf der anderen Seite die unterschiedlichen Methoden der verschiedenen Therapieschulen integriert und auf diese Weise zu einem ganzheitlichen Menschenbild und zu einer ganzheitlichen Therapie gelangt.

Vorgeschlagen wird ein holistischer Ansatz der Seelsorge, der die Seele als Ganzes betrachtet. Zu dieser „Gesamt-Seele" gehören die Körper-

---

[40] Träger ist die BTS Fachgesellschaft für Psychologie und Seelsorge gGmbH, Freudenstadt, im Internet zugänglich unter www.bts-ips.de.

[41] Der frühere Begriff „Allgemeine Psychotherapie und Seelsorge" wurde 2010 durch den Begriff „Allgemeine Beratung, Psychotherapie und Seelsorge" ersetzt, vgl. Dieterich, 2011.

lichkeit (Soma), die Kognitionen, Emotionen und Motivationen (Psyche) und der Glaube (Pneuma) des Menschen. Die ABPS geht von einer biblischen Anthropologie aus, die gemäß dem biblischen Schöpfungsbericht in Genesis 2,7 besagt, dass der Mensch eine Seele **IST** und nicht hat. Die griechische Philosophie trennte den Menschen in „Geist", „Seele" und „Leib". Das in Gen 2,7 von den meisten deutschen Bibelübersetzungen mit Seele übersetzte hebräische Wort „nefesh" dagegen umfasst den ganzen Menschen. Das biblische Verständnis ist dementsprechend ganzheitlich zu sehen:

> *„Da bildete Gott, der HERR, den Menschen, aus Staub vom Erdboden und hauchte in seine Nase Atem des Lebens; so wurde der Mensch eine lebende Seele."*

> *Die Bibel: Genesis 2,7*

Somit sind Leib, Psyche und Pneuma nicht voneinander zu trennen, sondern eine Einheit. Diese drei Bereiche oder Aspekte der Seele stehen in untrennbarer Wechselwirkung zueinander. Das bedeutet: es gibt nicht nur eine Psychosomatik, sondern auch eine „Pneumosomatik" und eine „Psychopneumatik".

Der hebräische Begriff „nefesh" wird häufig im Alten Testament für den Menschen gebraucht mit folgenden Bedeutungen (vgl. Dieterich, 2001):

- Als menschliche Kehle, Ort des Durstes und der Nahrungsaufnahme. Aber auch als die nicht zu stillende Gier eines Menschen, z.B. in der Sexualität. Hinzu kommen auch Aspekte der Atmung.

- Als Hals des Menschen, also als ein Aspekt des Soma eines Menschen.

- Als Verlangen, Begehren, Trachten und Sehnen eines Menschen. Dies bezieht sich nicht nur auf seine irdische Bedürftigkeit, sondern auch auf das Sehnen im spirituellen Sinne.

- Als Sitz des Gemütszustandes, also der Emotionen.

- Als das Leben selbst.

- Als einzelne Person, welche von Gott erschaffen wurde und durch den Odem Gottes erst zum Leben erwacht.

Diese Beschreibung macht deutlich, dass es Sinn macht, den Menschen als eine Einheit zu sehen und ihn nicht in Geist, Seele und Leib zu trennen. Folgende Abbildung soll dies noch einmal verdeutlichen:

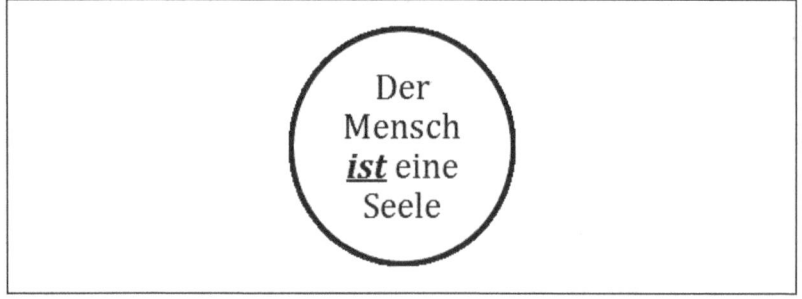

Abb. 4: Das holistische Menschenbild/ Teil 1 (vgl. Dieterich, 2009, S. 19)

Aus didaktischen Gründen werden die drei Teilbereiche der Seele – Soma, Psyche und Pneuma – entsprechend der Abb. 7 dargestellt. Sie sind untrennbar im Kreis verbunden.

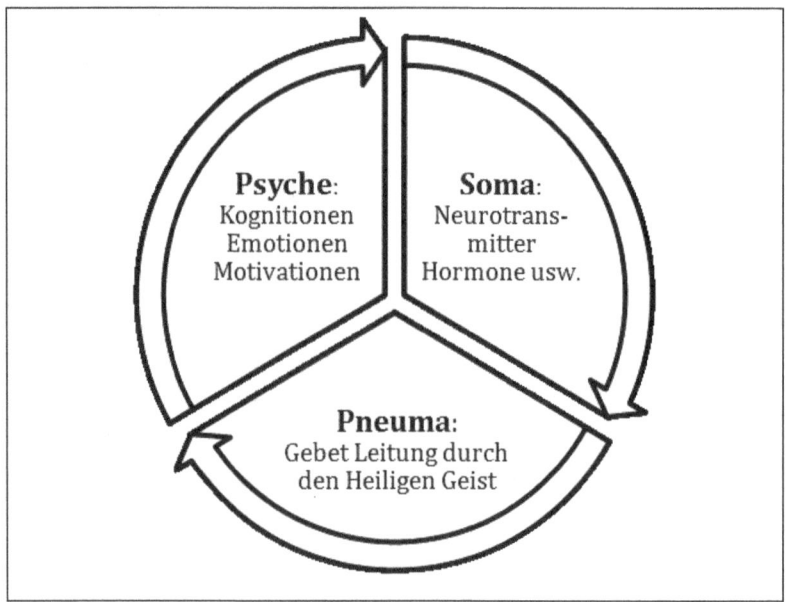

Abb. 5: Das holistische Menschenbild/ Teil 2 (vgl. Dieterich, 2009)

„Ausgehend vom ganzheitlichen Modell der menschlichen Seele im Sinne von Gen 2,7 können wir feststellen, dass die somatischen, psychischen und spirituellen Aspekte der Seele nur in ihrer Zusammenschau den ganzen Menschen beschreiben. Eine Psychotherapie, die die Spiritualität nicht akzeptiert, ist demnach defizitär"

Dieterich, 2009, S. 20

Dies muss allerdings nicht bedeuten, dass Christen nur gläubige Psychotherapeuten aufsuchen dürfen. Nur hat derjenige Therapeut einen geringeren Wirkungsgrad, der den pneumatischen Bereich des Menschen nicht einbezieht und deshalb mit dem Wirken Gottes, z.B. in Form eines Wunders, nicht rechnet.

5.2 Die Psychopathologie der ABPS

Um ein einheitliches Konzept für Störungen der Seele - mit ihren Teilaspekten - zu finden, wird ein Prinzip aus der Physik, genauer der Wärmelehre, hinzugezogen, das heute allerdings auch in anderen Wissenschaften (z.B. der Informationswissenschaft) gebraucht wird. Das Entropieprinzip beschreibt ursprünglich das Naturgesetz, dass sich die Unordnung der Moleküle in einem System ohne äußere Einwirkung immer vergrößert.

Dieses Prinzip lässt sich verallgemeinern und z.B. auch auf unser praktisches Leben beziehen. Natürlich ablaufende Prozesse haben immer die eindeutige Richtung der Vergrößerung von Unordnung, die nicht von alleine (d.h. ohne Einsatz von Energie) umzukehren ist. Die heiße Tasse Kaffee wird von alleine kalt, das kalte Bier aus dem Kühlschrank wird warm, d.h. die Ordnungsstruktur der Differenz zwischen Kaffee- bzw. Biertemperatur und Zimmertemperatur verschwindet. Dieser Prozess der Zunahme der Entropie (als Maß der Unordnung) kann nur durch zusätzlichen Aufwand von außen verhindert bzw. rückgängig gemacht werden.

„Wer immer etwas schafft (und dies gilt auch für immaterielle Qualitäten, z.B. die Erziehung), verringert damit die Entropie – und wenn man die Dinge sich selbst überlässt, gerät das System in Unordnung oder verteilt sich und wird gleichförmig. Eine abends von Kindern erbaute Sandburg ist am anderen Morgen verschwunden. Der systematisch gerodete Wald, sich wieder selbst überlassen, würde zum Urwald wachsen. Aber auch dann, wenn wir unseren Gedanken und Gefühlen ihren

freien Lauf lassen, wird dies in der Regel zu einem größeren Durchei-
nander führen"

Dieterich, 2001, S. 139

Dementsprechend können seelische Störungen generell auf eine Entro-
piezunahme zurückgeführt werden. Sie werden - bezogen auf die drei
Teilbereiche der untrennbaren Seele - verursacht

- im Bereich Soma durch Unordnung in den aufeinander
  abgestimmten Neurotransmitter-Systemen (GABA, Serotonin,
  Adrenalin, Noradrenalin) im Gehirn und in anderen körperlichen
  Regel-Systemen;

- im Bereich Psyche durch Unordnung in den Gedanken, Gefühlen
  und Motivationen (z.b. durch irrige und destruktive Gedanken);

- im Bereich Pneuma durch Unordnung im Verhältnis zu Gott (z.b.
  durch Sünde) bzw. Übertretung göttlicher Ordnungen (z.b. durch
  okkulte Bindungen) (vgl. Dieterich, 2001).

5.3   Die Psychotherapie bzw. Seelsorge der ABPS

Wenn nun auf der Basis des ganzheitlichen Ansatzes in Richtung auf
eine Entropieverringerung therapiert werden soll, ergeben sich drei verschiedene Arten von Hilfestellungen, nämlich im Bereich Soma, Psyche
u. Pneuma.

Für den Bereich Soma:

Hier hat die Medizin hochwirksame Medikamente entwickelt, z.B. in
Form von Antidepressiva oder Neuroleptika, um „Unordnung" im Körper (insbesondere im Gehirn) zu verringern (siehe Punkt 3.3). Positiv
können sich aber auch Sport und gesunde Ernährung auswirken.

Für den Bereich Psyche:

Änderungen in diesem Bereich kann man ganz allgemein unter dem
Begriff „Lernen" zusammenfassen. Ein Mensch, der sich nach einer
Therapie langfristig besser fühlt, hat neue Verhaltens- und Denkweisen
gelernt. Dabei haben sich unterschiedliche lerntechnische Hilfestellungen der verschiedenen Psychotherapie-Schulen als erfolgreich erwiesen.

Grob nterscheiden kann man folgende Arten des Lernens: Das operante und klassische Konditionieren, Lernen durch Imitation, Lernen durch Einsicht und Lernen durch Assoziationen (vgl. Dieterich, 2009; Dieterich, 2001).

Für den Bereich Pneuma:

Hier sind geistliche Hilfestellungen gemeint wie das Klären von Glaubensproblemen sowie Gebete des Ratsuchenden und des Seelsorgers. Gott kann ein Wunder tun und den Menschen heilen, aber auch mit seinem Segen die Therapie gelingen lassen. Auf der geistlichen Ebene liegen weiterhin die Befreiung von Schuld und Sünde durch die Vergebung Gottes und das Freiwerden von okkulten Belastungen. Der Therapeut lässt sich vom Heiligen Geist leiten und rechnet mit seinem Wirken in Bezug auf die Gesundung des Ratsuchenden (ebd.).

Für einen holistischen Ansatz gilt, dass alle genannten Aspekte in der Beratung zum Tragen kommen. Sich nur auf einen Schwerpunkt zu fokussieren, würde diesem Ansatz nicht gerecht und wäre nicht mehr ganzheitlich im Sinne des Menschen als „nefesh". Ein Arzt, der sich nur um die körperlichen Aspekte eines Menschen kümmert, ein Psychologe, der an den Kognitionen, Emotionen und Motivationen arbeitet, oder ein Pastor/ Seelsorger, der sich ausschließlich um den geistlichen Bereich sorgt, können nur …

„in den seltenen Fällen einer ganz eindeutig eindimensionalen Indikation helfen. Zumeist ist dies aber nicht der Fall, denn die körperliche Befindlichkeit, Denken, Fühlen, Handeln und Glauben hängen zumeist sehr eng zusammen. Zum Beispiel in dem Sinne, dass unvergebene Schuld zu körperlichen Beschwerden führen kann (Psalm 32,2), oder Glaubenszweifel auch die Gefühle beeinflussen und andererseits zwanghafte Gedanken nicht immer mit Schuld und Sünde im Zusammenhang gesehen werden müssen"

Dieterich, 2001, S. 142

Gerade weil er den ganzen Menschen im Blick hat, wird der Therapeut bzw. Seelsorger aber für besondere Aspekte der Therapie einen Neurologen oder auch einen Geistlichen hinzuziehen. Wie oben schon gesagt, muss man den verschiedenen Ursachen der seelischen Störung auf unterschiedliche Weisen begegnen. Schuld vor Gott ist nicht verhaltenstherapeutisch zu behandeln und umgekehrt eine Zwangs- oder Angststörung nicht grundsätzlich als eine Sünde vor Gott.

6 Theorie und Praxis des holistischen Behandlungsansatzes von Zwangsstörungen

Um auf der einen Seite nicht nur die somatischen und psychischen Aspekte der Zwangsstörung zu betrachten und damit die pneumatischen Aspekte der Betroffenen zu vernachlässigen, und auf der anderen Seite seelsorgerlich die Aspekte von Soma und Psyche nicht zu unterschlagen, ist der im vorigen Kapitel skizzierte ganzheitliche Ansatz auf Zwangsstörungen anzuwenden.

Nach Dieterich (2009) kann man den Veränderungsprozess eines Menschen so beschreiben: Der Ratsuchende befindet sich in einem (durch die Störung gekennzeichneten) Anfangszustand Z_1 und möchte durch Beratung / Therapie / Seelsorge zu einem (gewünschten) Endzustand Z_2 kommen. Die Formel für den Veränderungsprozess lautet dementsprechend:

$$\Delta Z = Z_2 - Z_1$$

Abb. 6: Veränderungsprozess als Formel

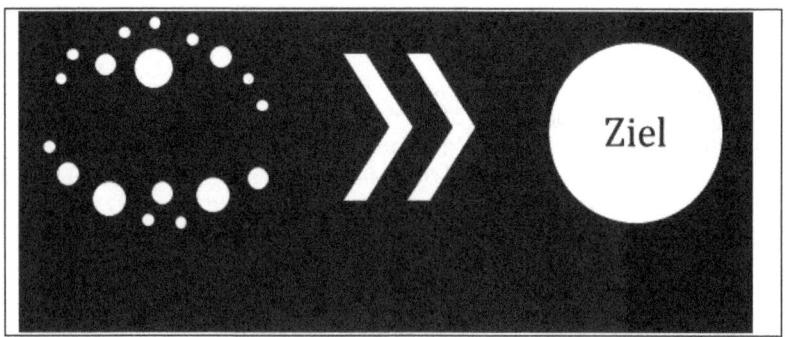

Abb. 7: Veränderungsprozess als Schaubild (Dieterich, 2009, S. 42)

Gemäß der oben beschriebenen holistischen Anthropologie kann der Zustand 2 durch Veränderungen im Bereich Soma, im Bereich Psyche und im Bereich Pneuma erzielt werden. Die empfohlene Vorgehensweise wird nachfolgend genauer beschrieben.

Dieterich (2009) zeigt mit den drei grundsätzlichen Änderungsmöglich-keiten insgesamt neun Faktoren, die zum einen als Mitursache der Zwangsstörung in Frage kommen und zum anderen zu einer Verände-rung des Anfangszustands führen können (Abb. 8). Ich werde in den nächsten drei Punkten immer wieder auf diese Abbildung zurückkom-men und die einzelnen Faktoren erläutern.

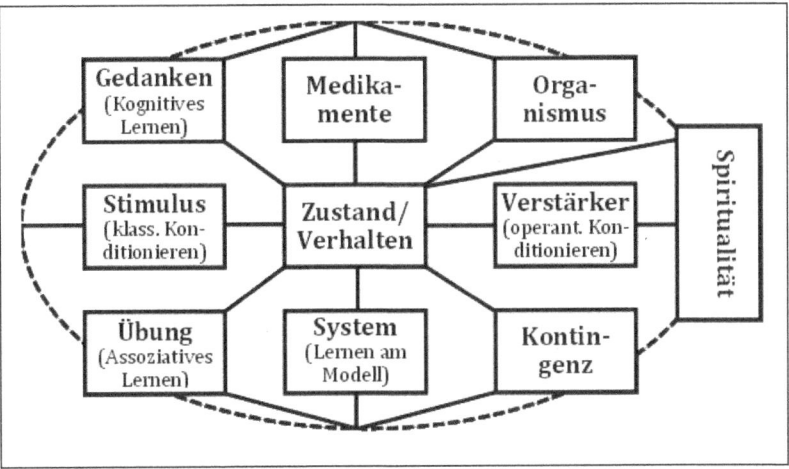

Abb. 8: 9-Faktoren-Modell der ABPS (vgl. Dieterich, 2009)

Es empfiehlt sich, einen Therapieplan zu erstellen, um einen Überblick über den Patienten, sein Problemverhalten und die Therapieziele zu bekommen. Dieterich (2001) hat einen Vorschlag zu einem solchen Therapieplan gemacht, der im Anhang A.7 zu finden ist.

Die Praxis zu diesem „holistischen Behandlungsansatz" soll in den nächsten Punkten besprochen werden. Ein Teil der praktischen Umset-zung ist bereits in dem holistischen Ansatz enthalten: Der Mensch wird als eine Einheit betrachtet, denn der Mensch *IST* eine Seele.

Wenn es darum geht, wie der Ratsuchende mit Hilfe psychotherapeuti-scher Techniken Veränderung erleben kann, lässt der Umfang dieses Buchs keine ausführliche Beschreibung zu. Einzelne Techniken - wie der tiefenpsychologische Ansatz und die kognitive Verhaltenstherapie - wurden bereits mit praktischen Beispielen behandelt. Die ABPS ist offen für alle Methoden der Psychotherapie, die nicht dem biblischen Bild des Menschen vor Gott widersprechen. Auch die seelsorgerlichen Einwirkungen im Bereich Pneuma können nur skizziert werden.

6.1 Der Mensch ist eine lebendige Seele – Soma

Der erste Bereich, in dem Änderungen erzielt werden sollten, ist der Aspekt „Soma".

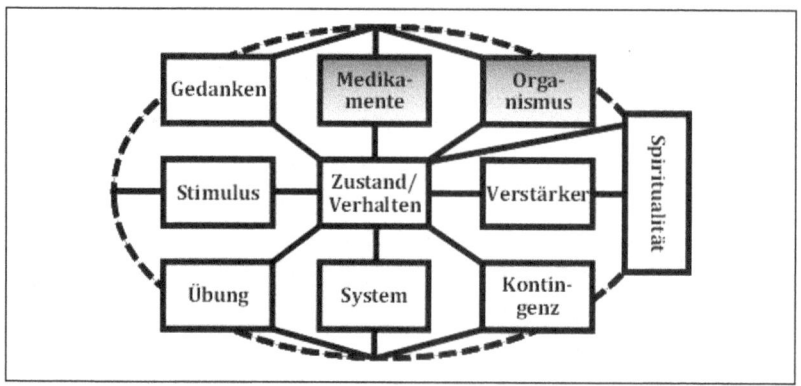

Abb. 9: Aspekt Soma (grau hinterlegt)

Wie bereits in Kapitel 2 erwähnt, können an der Verursachung von Zwangsstörungen neurophysiologische Prozesse, insbesondere ein abnormer Serotoninstoffwechsel, beteiligt sein und müssen mit Medikamenten behandelt werden. Untersuchungen zeigten, dass die Einnahme von Serotoninwiederaufnahmehemmern bei Zwängen wirksamer ist als von Placebos oder anderen Antidepressiva.

Außerdem haben wir in Kapitel 2.4 das Ergebnis von PET-Untersuchungen erwähnt, dass der Regelkreis von präfrontalem Cortex, den Basalganglien und dem limbischen System bei Zwangspatienten eine Überaktivität in Form eines erhöhten Glukoseumsatzes zeigt. Wahrscheinlich werden wegen einer gestörten Filterfunktion der Basalganglien die einschießenden Intrusionen, Gedanken und Impulse des präfrontalen Cortex nicht mehr ausreichend gefiltert. Zwar können die Spannungen und Ängste durch das Neutralisieren des Patienten gehemmt werden, dies führt jedoch nicht zu einer dauerhaften Entspannung. Auch hier kann die SSRI-Einnahme hilfreich sein.

Um den somatischen Aspekt eines Patienten fachgerecht einschätzen zu können, muss ein Facharzt konsultiert werden. Auch wenn Patienten eine gewisse Skepsis gegen Medikamente mitbringen, kann ihre Einnahme zu erheblichen Verbesserungen des Zustandes und Verhaltens führen. Psychopharmaka greifen im Gehirn eines Menschen in das System von Nervenzellen und Neurobahnen ein. Sie stärken oder blockieren die Kommunikation der Botenstoffe (Neurotransmitter) zwischen den Neuronen. Bei erfolgreicher Pharmakotherapie werden zudem psychische Funktionen aktiviert, die für Lernprozesse erforderlich sind.

Damit bestätigt sich das holistische Menschenbild: durch die Einnahme von Medikamenten verbessert sich der somatische Zustand, zugleich aber werden therapeutische Lernprozesse im psychischen Bereich möglich und können geistliche Ressourcen des Patienten im pneumatischen Bereich reaktiviert werden.

6.2 Der Mensch ist eine lebendige Seele – Psyche

Nachdem der somatische Aspekt des Zwangspatienten betrachtet worden ist, muss entsprechend dem holistischen Menschenbild auch der Bereich der Psyche mit den Kognitionen, Emotionen und Motivationen in einer Therapie berücksichtigt werden.

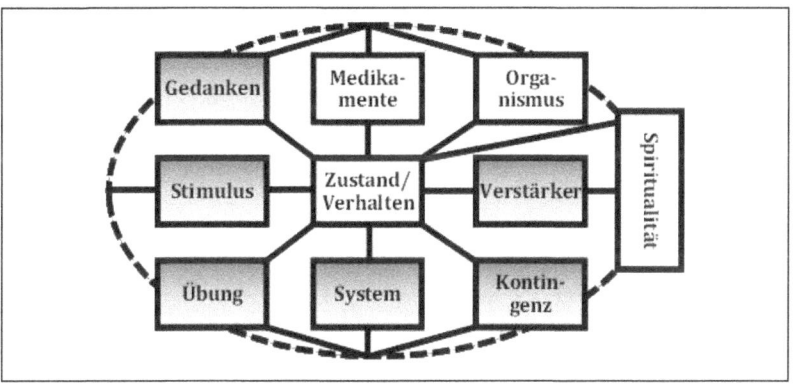

Abb. 10: Aspekt Psyche (grau hinterlegt)

Die Methoden der verschiedenen Therapieschulen laufen alle darauf hinaus, zu einer „überdauernden Veränderung des Verhaltens" zu kommen, also dem Menschen zum „Lernen" zu verhelfen (vgl. Dieterich, 2001). Bei den in Kapitel 3.1 und 3.2 beschriebenen Methoden der Psychoanalyse und der Verhaltenstherapie handelt es sich um „Lernen durch Einsicht" bzw. um ein operantes Konditionieren. Aber auch bei

Therapieformen und -schulen, die in diesem Buch nicht behandelt wurden, steht ein Lernprozess im Hintergrund.

„Ob es sich um motorische und spielerische Lernformen handelt, wie dies beispielsweise bei der Gestalttherapie oder Psychodrama geschieht, ob durch bestimmte Techniken der Weg zu einer Selbstexploration geebnet wird, wie dies u.a. anderem die Gesprächspsychotherapie, das Katathyme Bilderleben oder die Hypnotherapie möglich machen, ob der Weg für eine vernünftige und einsichtige Zukunftsgestaltung in der Logotherapie behandelt wird [...] es sind allesamt Lernprozesse mit verschiedenen, teilweise allerdings sehr ausgefeilten und einfallsreichen didaktischen Variablen"

Dieterich, 2001, S. 355

Bei Zwangsstörungen können verschiedenste Techniken und Methoden aus den unterschiedlichen Therapieschulen angewandt werden. Vor allem die in dieser Arbeit beschriebenen Techniken der kognitiven Verhaltenstherapie verhelfen dem Zwangspatienten - in Verbindung mit den somatischen Therapiemöglichkeiten - zu einer erheblichen Besserung der Zwangssymptomatik. Teilweise wird auch tiefenpsychologisch mit Freuds Psychoanalyse und Adlers Individualpsychologie im Sinne von kognitiven Erklärungsmustern gearbeitet.

Es können auch weitere Techniken angewendet werden, je nachdem, wie sich die Zwangsstörung darstellt und wie die Persönlichkeit des Beraters und des Klienten aussieht. Hierzu muss die folgende Formel beachtet werden:

$$M = f(S, R, U)$$

Abb. 11: Wahl der richtigen Methode als Formel

Diese Formel bedeutet, dass die anzuwendende Methode M abhängig ist von:

- den Eigenschaften und Fähigkeiten des Seelsorgers S,

- denjenigen des Ratsuchenden R und

- den Umständen U der spezifischen therapeutischen Situation.

Um zu einer sinnvollen Förderdiagnostik zu kommen, empfiehlt sich der Einsatz des Persönlichkeitsstrukturtests PST-R, der von Michael Dieterich (2003) entwickelt wurde. In Fall der Zwangsstörungen ist besonders die Analyse der Tiefenstruktur der Persönlichkeit relevant, die in Anlehnung an Fritz Riemann entwickelt wurde. Danach sind die innersten Strebungen des Menschen zum einen zwischen den Polen Sachlichkeit und Warmherzigkeit, zum anderen zwischen den Polen Korrektheit und Unkonventionalität einzuordnen. Die Erläuterung dieser Pole findet sich im Anhang 5.

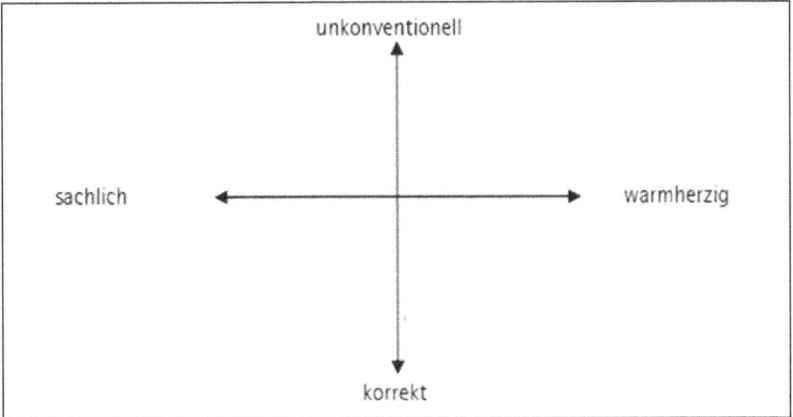

Abb. 12: Dimensionen der Tiefenstruktur im PST-R

Die Seelsorgepraxis zeigt, dass Menschen, die sich sichere und stabile Verhältnisse wünschen und darauf Wert legen, dass das Bewährte bleiben soll, sich also in der Tiefenstruktur als „korrekt" beschreiben, eher eine Neigung zum Zwang haben als Menschen, die sich als unkonventionell beschreiben.

Bei den für Zwänge anfälligen Menschen zeigen sich Angst vor Veränderungen und nicht selten Perfektionismus: es sind Menschen, die alles richtig machen wollen bzw. müssen. Bereits unter Punkt 4.2.4 „Die kognitiven Interventionen" erwähnte ich, dass das Bedürfnis nach Perfektion bei einem Zwangspatienten kognitiv korrigiert werden muss. Dieterich schreibt in seiner Erklärung der Tiefenstruktur zu dem Pol „Korrekt":

„Das Zwingen anderer Menschen, so zu sein, wie sie der eigenen Meinung nach sein sollten, führt nicht selten zu einem Scheitern im Leben: Der Zwang kommt als Zwanghaftigkeit zurück, denn wenn man Leben-

*diges zwingen will, wenn man nichts mit sich selbst geschehen lassen
kann, weil man alles selbst bestimmen möchte, ist man mehr und mehr
dazu gezwungen, nur noch darauf zu achten, dass sich nichts ändert und
dem eigenen Willen entzieht"*

Dieterich, 2003, S. 47

In der Therapie muss einem korrekten Menschen mit Zwangsstörung
deutlich gemacht werden, dass er nicht alles kontrollieren kann und die
Dinge auch manchmal anders laufen, als man sich es gedacht oder geplant hat. Er kann auch Mitmenschen nicht so beeinflussen, dass sie tun
und lassen, was ihm gefällt. Das Bedürfnis nach Perfektion kann nicht
immer befriedigt werden. Dem „Korrekten" fällt es schwer zu akzeptieren, dass es im Leben keine Absolutheit gibt.

Sich im PST-R als korrekt zu beschreiben heißt nicht automatisch, krank
zu sein oder zu werden. Diese Eigenschaft der Tiefenstruktur darf nicht
pathologisiert werden. Nur wenn die Korrektheit der Persönlichkeit die
Zwangsstörung unterstützt, sollte dies in der Beratung berücksichtigt
werden.

Der Persönlichkeitsstrukturtest PST-R misst neben der Tiefenstruktur
der Persönlichkeit auch die Grundstruktur und die Wesenszüge, die eher
an der „Oberfläche" der Persönlichkeit liegen. Wenn bei Zwangserkrankten das Merkmal der „Normgebundenheit"[42] auf der Ebene der
Wesenszüge einen hohen Wert aufweist, muss hier die Therapie anset-
zen. Menschen mit hoher Normgebundenheit halten sich an anerkannte
Normen und Regeln. Sie sind eher traditionelle Menschen, die gerne
beim Bewährten bleiben. Ihre Arbeit leisten sie zu 100 % und sind doch
nicht zufrieden. Sie brauchen viel Zeit, um sie fertigzustellen. Dabei
besteht die Gefahr, dass sie in Rituale geraten, die sie in ihrer Entwicklung hemmen:

„Manchmal geht die Korrektheit fließend in eine Zwangsstörung über"

Dieterich, 2009, S. 165

---

[42] Eine Beschreibung dieser Kategorie findet sich im Anhang 5.

6.3 Der Mensch ist eine lebendige Seele – Pneuma

Neben den oben genannten Therapiemöglichkeiten im Bereich „Soma"
– durch Medikamente – und dem Teilaspekt der Seele „Psyche" – durch
Lernprozesse – besteht die dritte Möglichkeit einer Veränderung der
Zwangsstörungen in spirituell-religiösen Elementen einer Therapie.

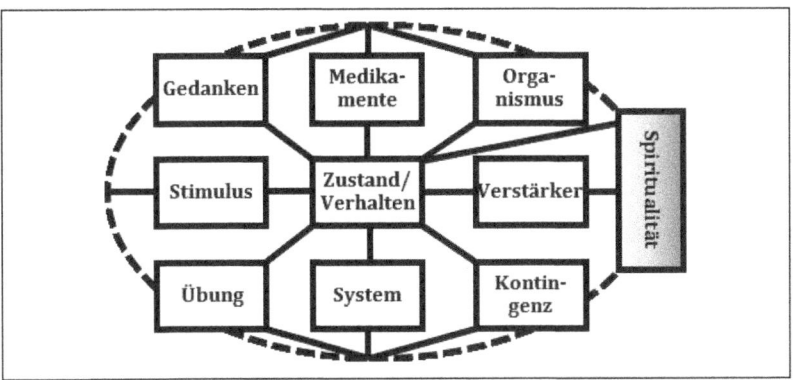

Abb. 13: Aspekt Spiritualität (grau hinterlegt)

Während die säkulare Psychotherapie den pneumatischen Aspekt eines
Menschen weitgehend unberücksichtigt lässt, darf dieser Bereich in dem
holistischen Behandlungsansatz der ABPS nicht fehlen. Im Gegensatz
zu den somatischen und psychischen Aspekten der Seele sind aber im
pneumatischen Teil der empirischen Wissenschaft enge Grenzen gesetzt.
Geistliche Inhalte und Prozesse entziehen sich dem wissenschaftlichen
„Zugriff", weil sie aus einer persönlichen Beziehung zu Gott resultieren
und Gottes Handeln nicht objektivierbar ist. Der Ratsuchende und insbesondere der Therapeut ist auf die Leitung des Heiligen Geistes angewiesen und dieser …

*„weht, wo er will, und du hörst sein Sausen, aber du weißt nicht, woher
er kommt und wohin er geht"*

Die Bibel, Johannesevangelium 3, 8

Es gibt daher im Bereich „Pneuma" im Unterschied zu den beiden anderen Bereichen keine allgemeingültigen Konzepte oder „Techniken".
Trotzdem lassen sich einige geistliche Prinzipien und Erkenntnisse darstellen und bearbeiten. Außerdem sollten hier die Fragen aus der Einlei-
tung dieses Buchs beantwortet werden: Wie gehen Betroffene mit ihren

Schuldgefühlen um? Machen sich Menschen durch ihre obszönen oder aggressiven Gedanken und Impulse schuldig vor Gott? Sind ihre Ängste Sünde? Warum lässt Gott dieses Leid in ihrem Leben zu?

6.4 Ein Therapieplan im Sinne der ABPS gemäß dem 9-Faktoren-Modell

Entsprechend Abb. 8 sollen nun die neun für die Veränderung der Persönlichkeit relevanten „Felder" in Zusammenhang mit Zwangsstörungen genauer betrachtet werden.

6.4.1 Übung

Wie schon weiter oben erwähnt, muss der Zwangspatient bestimmte Dinge einüben, um neue Denk- und Verhaltensweisen zu erlernen. Hierbei sollte beachtet werden, ob der Ratsuchende von seiner psychischen Verfassung zur Bewältigung der Aufgaben in der Lage ist. Man kann sie auch im Sinne einer Hierarchie nach Schwierigkeitsgrad ordnen und schrittweise zusammen durcharbeiten. Diese Übungen können praktisch folgendermaßen aussehen (vgl. Dieterich, 2009):

- In Verbindung mit Ordnungszwängen können im Sinne der Exploration mit Reaktionsverhinderung bestimmte Dinge angefangen werden, ohne diese zu Ende zu führen. Der Berater beginnt beispielsweise zusammen mit dem Ratsuchenden die Wäsche zu falten und hört mittendrin auf, um eine nächste Tätigkeit auszuführen. Wichtig ist es, diese Aufgaben nicht abzuschließen.

- An jedem Tag sollte der Klient unterschiedliche Wege zur Arbeit nehmen. Der Klient soll seine Arbeiten im Büro oder im Haushalt in einer anderen Reihenfolge durchführen als bisher.

- Im Zuge einer gestalttherapeutischen Intervention kann der Klient ein angefangenes Bild auf zwei unterschiedliche Weisen zu Ende malen.

- Der Berater gibt dem Zwangspatienten Sätze vor, die er auf unterschiedliche Weise zu Ende führen kann. Anschließend wird mit dem Patienten darüber diskutiert, welche Lösung richtig oder besser ist: In diesem Fall gibt es keine richtige oder bessere Antwort.

Alle Interventionen sollen dem Ratsuchenden dabei helfen, sich nicht auf eine bestimmte Richtung festzulegen. Das Leben ist nicht immer schwarz oder weiß, es gibt nicht zu jeder Situation dieselben Problemlösestrategien. Dem Klienten soll dadurch verdeutlicht werden, dass er sich nicht immer an die ihm bekannten Normen und Regeln halten muss, sondern variieren kann. Er soll lernen, sich vor einschleichenden bzw. schon vorhandenen Ritualen zu schützen.

Den Begriff „Übung" setzen wir meistens in Zusammenhang mit Schule, Studium oder Berufsausbildung. Jedoch braucht ein psychologischer Lernprozess ebenfalls das „Einüben" von neuen Denk- und Verhaltensweisen. Eine deutliche Verbesserung dieses Lernprozesses kann durch Wiederholen erzielt werden. Das kostet viel Zeit und Geduld, die aber investiert werden sollten, um eine nachhaltige Verringerung der Zwangsstörung zu erreichen. Destruktive Gedanken haben sich bei einem Zwangsklienten wahrscheinlich über Jahre hinweg festgesetzt. Wie bereits oben erwähnt, dauert es durchschnittlich 7,5 Jahre, bis ein Betroffener sich einem Facharzt oder Psychotherapeuten anvertraut. Bis die über diesen Zeitraum chronifizierten zwanghaften Verhaltens- und Denkweisen durch neue Gedanken und neues Verhalten ersetzt werden, ist viel Übung erforderlich.

6.4.2 Stimuli

Wie in Kap. 2.2 und 2.3 dargestellt, sind Stimuli die Auslöser der Zwangssymptomatik. Es ist von großer Bedeutung, diese Auslöser aufzuspüren und zu analysieren. Es gibt zwei Wege, die Zwangssymptomatik zu verhindern. Zum einen sollten, wenn es möglich ist und das Alltagsleben nicht beeinträchtigt, die Stimuli abgestellt werden. Einschießende Gedanken können durch Gedankenstopp o.ä. reduziert werden. Und der Klient muss Situationen meiden, in denen er auf Personen oder Dinge trifft, die mit Zwängen konditioniert sind (z.B. müssen Messer nicht offen herumliegen).

Zum anderen kann durch Konfrontationstraining die negative Konditionierung gelöscht werden. Bewusst wird der Klient z.B. Situationen ausgesetzt, die ihn mit einem gewissen Maße an Unordnung konfrontieren, damit er seine hohe Normgebundenheit verlernt. Die für den Patienten unschönen Situationen sollten dabei mit einem entsprechenden positiven Gefühl konditioniert werden.

Dazu ein praktisches Beispiel: Der Berater kann in seinem Büro benutztes Geschirr (wie z.b. einen benutzten Kuchenteller, eine dreckige Kaffeetasse) stehen lassen, die Stühle oder das Sofa ein wenig schief hinstellen, offene Bücher und lose Papiere auf dem Schreibtisch zu liegen haben. Somit wird der Klient mit einer Situation der Unordnung konfrontiert. Die positive Konditionierung muss mit dem Patienten abgestimmt werden, ohne ihm zu sagen, dass der Beratungsraum in der nächsten Sitzung unordentlich aussehen wird. Man könnte ihn z.b. bitten, zu dieser Beratungsstunde seine Lieblingsmusik mitzubringen oder sein Lieblingsbild. Dieses wird im Büro aufgestellt oder seine mitgebrachte Musik abgespielt. Somit wird eine Situation der Unordnung mit einem positiven Verstärker konditioniert. Der Ratsuchende lernt seine hohe Normgebundenheit zu reduzieren.

6.4.3 Gedanken

In der Veränderung der Gedanken geht es darum, destruktive Kognitionen des Patienten aufzudecken und diese in eine andere Richtung zu verändern. Hierzu können bereits genannte Techniken aus der kognitiven Verhaltenstherapie angewendet werden (siehe Kapitel 3.2).

6.4.4 Medikamente

Siehe Kap. 3.3 „Pharmakotherapie" und Kap. 6.1 „Der Mensch ist eine lebendige Seele – Soma".

6.4.5 Organismus

Auch dieser Punkt gehört konsequenterweise in Kapitel 6.1 „Der Mensch ist eine lebendige Seele – Soma". Da ich aber das 9-Faktoren-Modell als eine Einheit abhandeln möchte, bearbeite ich den Punkt „Organismus" an dieser Stelle.

Die Frage, ob die Anlage zu einer Zwangsstörung bzw. eine hohe Normgebundenheit vererbt werden kann, ist wissenschaftlich nicht geklärt. Die in Kap. 3 geschilderten Therapieschulen gehen hinsichtlich der Ätiologie entweder von traumatischen Erlebnissen oder von einem erlernten Zwang aus. Wenn eine hohe Normgebundenheit zu einem „pathologischen Grenzfall" wird, also zu einer Zwangsstörung, „herrscht Uneinigkeit darüber, ob es hierfür körpereigene Ursachen gibt. Die Tendenz geht derzeitig eher nicht in diese Richtung" (Dieterich, 2009, S. 175).

6.4.6 Verstärker

Bei dem Aspekt des Verstärkers muss genau analysiert werden, welche Konsequenzen die hohe Normgebundenheit bzw. der Zwang für den Ratsuchenden hat. Hierbei müssen sowohl die positiven als auch die negativen Verstärker berücksichtigt werden. Ein positiver Verstärker im Bereich der hohen Normgebundenheit kann z.B. ein gewisses Sicherheitsgefühl sein, da das Leben geplant und von Ritualen geprägt ist, die einem eine scheinbare Sicherheit für die Zukunft geben. Ein weiterer positiver Verstärker können beispielsweise Lob und Anerkennung im Beruf sein, weil der Betroffene treu und zuverlässig arbeitet.

Die negativen Verstärker sollten ebenfalls mit dem Klienten durchgesprochen werden. Beim Klienten schleicht sich in vielen Dingen Routine ein, die irgendwann auch in Langeweile enden kann. Der Ratsuchende hat Schwierigkeiten, neue Ideen zu entwickeln, und Mühe, sich in neue Aufgaben und Herausforderungen einzuarbeiten. Das kann Auswirkungen auf die berufliche und familiäre Entwicklung haben. Die Verstärker, die eine hohe Normgebundenheit unterstützen, sollten gegen die negativen Verstärker abgewogen werden. Im Gespräch mit dem Berater wird der Klient darauf aufmerksam gemacht, dass ihm eine geringere Normgebundenheit mehr nützt als die hohe Normgebundenheit. Um die Normgebundenheit zu reduzieren, sollten Verstärker gefunden werden, die zu einer geringeren Korrektheit führen. Außerdem müssen Verstärker gefunden werden, die das neue, gewünschte Verhalten belohnen (vgl. Dieterich, 2009).

6.4.7 Kontingenz

Unter Kontingenz versteht man in der Lerntheorie die Regelmäßigkeit, mit der Konsequenzen auf bestimmte Verhaltensweisen folgen. Nach Möglichkeit sollten während der Therapie nur die „richtigen" Verhaltensweisen verstärkt und den „falschen" Verhaltensweisen Verstärkung (z.B. durch vermehrte Aufmerksamkeit und Zuwendung) entzogen werden. Ziel ist es, konsequent alle Lernvorgänge zu unterstützen, die die Zwangsstörung verringern. Hierzu schlägt Dieterich (2009) vor, möglichst vielen Menschen von der Therapie und der damit verbundenen Reduzierung von Zwangsritualen bzw. einer hohen Normgebundenheit zu erzählen. So können Mitmenschen aus dem Umfeld des Betroffenen korrigierend eingreifen, wenn dieses Lernziel im Alltag untergeht.

6.4.8 System

Der Begriff „System" bezeichnet ganz allgemein ein Gebilde, dessen Teile zueinander in Beziehungen stehen, so dass sie ein geordnetes Ganzes bilden. Der Mensch lebt in sozialen Systemen wie Ursprungsfamilie, Gemeinde, Arbeitsplatz, die Einfluss auf seine Denk- und Verhaltensweisen ausüben.

Bei Menschen mit einer hohen Normgebundenheit zeigt sich, dass ihnen die Meinung ihrer Mitmenschen sehr wichtig ist. Sie lassen sich von den sozialen Regeln ihres Systems leiten. Wegen des holistischen Ansatzes der Therapie müssen bei Lernprozessen also nicht nur die biologischen und psychischen Einflüsse beachtet werden, sondern auch die psychosozialen. Im Falle von Zwangsgedanken geht die Tiefenpsychologie davon aus, dass eventuell nicht gelöste Konflikte aus der Ursprungsfamilie vorhanden sind, die die Zwangsproblematik verursacht oder verstärkt haben. Der Berater bedient sich also der Systemischen Beratung und betrachtet dabei Beziehungen, die vom Ratsuchenden als schwierig und konfliktbelastet beschrieben werden. Da sowohl die hohe Normgebundenheit als auch die Zwangsstörung überwiegend in einem System erlernt bzw. verstärkt wurde, besteht die Möglichkeit, dass der Ratsuchende sich noch in diesem System befindet. Das kann die eigene Familie, die Gemeinde oder die Arbeitsstelle sein. Wenn dieses System alle therapeutischen Bemühungen, das Zwangsverhalten zu verlernen, blockiert, wird eine nachhaltige Veränderung kaum möglich sein. Der Betroffene sollte daher solche Systeme meiden, bis er das gewünschte Verhalten gelernt hat (vgl. Dieterich, 2009).

Das Lernen am Modell spielt im Bereich des Systems eine entscheidende Rolle. Dem Klienten kann daher entweder eine begleitende Gruppentherapie angeboten werden, oder es sind Systeme zu finden, in denen er zum Imitationslernen angeregt wird. Es müssen Gruppen sein, die großzügig mit Normen umgehen. In ihnen lernt der Klient, dass man sich nicht immer an seine eigenen Normen und Regeln halten muss, um sich gut zu fühlen.

6.4.9 Spiritualität

Wenn Christen unter Zwangsstörungen leiden, können die Rituale und Gedanken sich häufig auf religiöse Inhalte beziehen. Regelmäßiges Beten, wie zum Beispiel das Stundengebet, kann bei zwanghaften Menschen bereits ein Ritual sein, das der Zwangsstörung zugeordnet wird. Das macht es natürlich schwierig, die Grenze zu erkennen, wo eine gute Gewohnheit, die das Glaubensleben fördert und dem Leben eine gewisse Ordnung gibt, in ein Zwangsritual übergeht. Wenn ein Ritual jedoch den eigentlichen Inhalt dessen ersetzt, was ein Christ im geistlichen Sinne gerade tut (z.B. Bibellesen, Beten), kann man von einem zwanghaften Verhalten sprechen. Ob nun dieses zwanghafte Verhalten zur Sünde vor Gott wird, weil nicht mehr das Hören auf Gottes Wort oder das Reden mit Gott im Mittelpunkt steht, sondern das Ableisten eines Zwangsrituals, vermag ich nicht zu beurteilen. Man könnte natürlich mit dem 1. Gebot Gottes argumentieren:

„Ich bin Jahwe, dein Gott, der dich aus Ägypten geführt hat, aus dem Sklavenhaus. Du sollst neben mir keine anderen Götter haben".

Die Bibel: Exodus 20, 2-3

Das Ritual könnte in einem solchen Fall zu einem Götzen werden, welcher Gott ersetzt, und wäre somit als Sünde zu bezeichnen[43]. Wenn die Zwangsstörung bei einem betroffenen Christen in irgendeiner Form zur Sünde wird, gilt ihm die biblische Verheißung, dass Jesus seine Schuld vergibt:

„Wenn wir aber im Licht wandeln, wie er im Licht ist, so haben wir Gemeinschaft untereinander und das Blut Jesu Christi seines Sohnes macht uns rein von aller Sünde"

Die Bibel, 1. Johannesbrief 1,7

---

[43] Das gilt allerdings noch mehr für psychisch gesunde Christen, für die oft Bibellesen und Gebet zur Pflichtübung werden, während der Zwanghafte kaum die Freiheit hat, sich anders zu verhalten.

Meines Erachtens ist aber die Wahrscheinlichkeit, dass in der Seelsorge mit einer solchen Sünde zu rechnen ist, eher gering einzuschätzen. Die Angst des Klienten, mit seiner Zwangsstörung gegen Gott zu sündigen, ist dafür umso häufiger. Hinzu kommt, dass Gedanken, sich gegen Gott versündigt zu haben, selber zu Zwangsgedanken werden. Besonders kritisch wird es, wenn Klienten meinen, gegen den Heiligen Geist gelästert zu haben, weil diese Sünde sie nach Matthäus 12, 31-32 vom Heil ausschließt. Daher wird es eine der wichtigen Aufgaben eines christlichen Beraters / Therapeuten sein, die

„durch zwanghafte Gedanken angefochtenen Christen davon zu überzeugen, dass sie nicht ‚die Sünde wider den Heiligen Geist' begangen haben."

Dieterich, 2004, S. 1

Um die Veränderung von Zwangsgedanken zu erzielen, ist es ratsam, keine geistlichen Beratungselemente zu verwenden, weil sie die Problematik noch verstärken können. Wenn gegen diese destruktiven Gedanken noch mehr angebetet wird, ist das für den Veränderungsprozess des Klienten nur kontraproduktiv[44]. In einem solchen Fall können die oben genannten kognitiv-verhaltenstherapeutischen Methoden angewendet werden.

Außerdem ist es wichtig, dass im Falle einer Beratung dem christlichen Betroffenen der Unterschied zwischen einer tatsächlichen Schuld, die von Gott trennt, und einem Schuldgefühl, welches auf irrigen Gedanken beruht, deutlich gemacht wird.

„Ersteres gehört unter das Kreuz Christi, letzteres zu einem guten Berater, der (ggf. mit therapeutischen Hilfsmitteln, z.B. aus den kognitiven Therapien) das ‚verirrte Denken' korrigiert. Vor einem solchen Hintergrund ist es dann ein ‚Kunstfehler', wenn bei Zwangsstörungen, bei denen Menschen ritualhaft nach Schuld suchen und Vergebung wünschen, vom Seelsorger laufend die biblische Vergebung (ebenso ritualhaft) zugesprochen wird."

Dieterich, 2004, S. 1-2

---

[44] Eine negative Bewertung der Zwangsgedanken wegen ihrer Ungeistlichkeit verstärkt diese.

Christen, die unter eine Zwangsstörung leiden, haben oft biblische Argumente für ihre Rituale. Sie sprechen von „Treue", „konsequenter Nachfolge" und dem „genauen Einhalten der biblischen Gebote". Aus theologischer Perspektive ist dies eine sehr einseitige Betrachtung der biblischen Wahrheit. Die Bibel beschreibt zum einen, wie Jesus die Menschen auf den „schmalen Weg" der Nachfolge beruft, aber zum anderen, dass er in die Welt gekommen ist, um den Menschen die wahre Freiheit zu schenken. Nach Dieterich (2009) gebraucht die Bibel oft die Komplementarität eines Gegensatzpaares, um Dinge zu verdeutlichen: der Abend und der Morgen ergeben zusammen einen Tag; Sommer und Winter ergeben ein Jahr; Gesundheit und Krankheit müssen gemeinsam gesehen werden.

Ähnlich komplementär findet man in der Bibel einerseits viele Passagen, die für die Normen des christlichen Glaubens stehen, und anderseits viele Aussagen über die Freiheit, die ein Christ besitzt. Wichtig ist, dass der zwanghafte Klient die Aussagen der Bibel in ihrer Komplementarität versteht und aufgrund dessen Bibelstellen für sich anwenden kann, die von der Freiheit in Christus sprechen (vgl. Dieterich, 2009). Dazu gehören Textstellen wie: „Du stellst meine Füße auf weiten Raum" (Psalm 31, 9), paulinische Aussagen über das Götzenopferfleisch (1. Kor 8) oder das 5. Kapitel des Galaterbriefs.

Ein wesentlicher Teil der pneumatischen Beratung besteht meiner Einschätzung nach darin, dem Betroffenen zu verdeutlichen, dass sein Zwangsverhalten und seine Zwangsgedanken aus einer Störung heraus resultieren. Bis vor einigen Jahren bezeichnete man psychische Störungen als „psychische Krankheiten". Sein Verhalten und seine Gedanken sind also kein Ausdruck einer beschädigten Beziehung zu Gott, sondern als Krankheit einzustufen. Damit soll dem Betroffenen der Druck genommen werden, seine Gedanken und Handlungen immer wieder vor Gott zu bekennen. Denn durch dieses ständige Bekennen (und den immer neuen Anlauf, von dieser „Sünde" zu lassen) beschäftigt er sich dauerhaft gedanklich mit seiner Störung, was zu ihrer Verfestigung beitragen kann. Dem Betroffenen sollte in einer solchen Situation zugesprochen werden, dass Jesus Christus mit ihm durch die tiefsten Täler seiner Störung geht, seine Gedanken und zwanghaften Verhaltensweisen kennt und aushält, da er am Kreuz bereits dafür gestorben ist.

Im pneumatischen Teil der Beratung / Seelsorge kann auch ein weiteres Problem angesprochen werden: Trotz der erheblichen Fortschritte der Therapie von Zwangsstörungen in den letzten Jahrzehnten kommt es immer wieder zu Rückschlägen oder dazu, dass auch am Ende der Therapie noch „Reste" der Zwangsstörung und eine erhöhte Anfälligkeit zurückbleiben. Ein Betroffener beschreibt den Unterschied zwischen „Früher und heute" (nach der Therapie) wie folgt:

> *„Wie ich meine Zwangsstörung lange Zeit unbewusst erlebte: ‚Ich' lebte, doch nicht ‚ich', sondern mein Zwang lebte in mir und beherrschte mich. Wie ich meine Zwangsstörung heute erlebe: Ich lebe, doch nun nicht ich, sondern Christus lebt in mir - und meine Zwangsgedanken auch. Aber sie beherrschen mich meist nicht mehr."*

Wörner, 2004, S. 30

Auch hier gilt wieder das Prinzip der Komplementarität. Auf der einen Seite wünscht sich Gott nichts sehnlicher, als dass sein Kind wieder gesund wird. Nicht weil der Betroffene in einem dauerhaftem sündigen Zustand lebt, sondern aus Liebe zu ihm. Auf der anderen Seite ist es aber auch möglich, dass Gott dieses Leid in seinem Leben zulässt. Gott sagt zwar, dass er uns Leben in Fülle schenken will, aber er hat in seinem Wort nicht versprochen, dass seine Kinder in einem dauerhaften Zustand von Glückseligkeit schwelgen werden. Die Frage nach dem „Warum" wird schwierig zu beantworten sein. Wichtiger ist es, seinen Blick darauf zu fokussieren, dass Gott einen Menschen in seinem Leiden nicht alleine lässt, sondern ihn hindurch trägt. Vielleicht kann hier das Gedicht „Spuren im Sand" für den Betroffenen hilfreich sein:

Eines Nachts hatte ich einen Traum:
Ich ging am Meer entlang mit meinem Herrn.
Vor dem dunklen Nachthimmel erstrahlten,
Streiflichtern gleich, Bilder aus meinem Leben.
Und jedes Mal sah ich zwei Fußspuren im Sand,
meine eigene und die meines Herrn.
Als das letzte Bild an meinen Augen vorübergezogen
war, blickte ich zurück. Ich erschrak, als ich entdeckte,
dass an vielen Stellen meines Lebensweges nur eine Spur
zu sehen war. Und das waren gerade die schwersten
Zeiten meines Lebens.
Besorgt fragte ich den Herrn:
"Herr, als ich anfing, dir nachzufolgen, da hast du
mir versprochen, auf allen Wegen bei mir zu sein.
Aber jetzt entdecke ich, dass in den schwersten Zeiten
meines Lebens nur eine Spur im Sand zu sehen ist.
Warum hast du mich allein gelassen, als ich dich am
meisten brauchte?"
Da antwortete er:
"Mein liebes Kind, ich liebe dich und werde dich nie
allein lassen, erst recht nicht in Nöten und Schwierigkeiten.
Dort wo du nur eine Spur gesehen hast,
da habe ich dich getragen."[45]

---

[45] http://www.mara-thoene.de/html/spuren_im_sand.html

7   Fazit

Nach eingehender Betrachtung des aktuellen wissenschaftlichen Standes über Zwangsstörungen und der Betrachtung der christlichen Seelsorge-Literatur zu diesem Thema ist deutlich geworden, dass ein neuer holistischer Behandlungsansatz für Zwangsstörungen entwickelt werden muss. Der Mensch besteht nicht nur aus Soma und Psyche. Gott hat den Menschen nach seinem Ebenbild geschaffen. Das bedeutet, er hat einen transzendenten Anteil bzw. eine transzendente Sehnsucht in die Menschen hineingelegt. Dieser Aspekt kann in der Therapie nicht unterschlagen werden, da sonst ein wichtiger Bereich des Menschen nicht berücksichtigt wird. Hinzu kommt, dass es zwischen diesen drei Teilbereichen keine Hierarchie oder verschiedenen Grade der Wichtigkeit gibt.

Außerdem ist klar geworden, dass in einer christlichen Seelsorge / Beratung / Therapie der aktuelle wissenschaftliche Kenntnisstand über Zwangsstörungen und ihre Behandlung nicht vernachlässigt werden darf. Der Mensch, der eine Seele IST, möchte über seine Krankheit informiert werden. Dazu müssen die aktuellen Erscheinungs- und Verlaufsformen, die Ätiologiemodelle und -theorien und die Pharmakotherapie bekannt sein, um den Betroffenen ganzheitlich zu beraten. Der christliche Berater muss zu einer integrierten Sichtweise der Zwangsstörung kommen, in der sowohl der aktuelle Stand der Wissenschaft wie die Aussagen und Zusagen des Wortes Gottes ihren Platz haben.

Dieses Buch möchte zu dieser Sichtweise beitragen und sich für einen neuen, holistischen Behandlungsansatz von Zwangsstörungen stark machen.

Anhang

A.1 Kriterien für Zwangsstörungen nach DSM-IV

A. Auftreten von Zwangsgedanken oder Zwangshandlungen:

Zwangsgedanken

1. Wiederkehrende und anhaltende Gedanken, Impulse oder Vorstellungen, die zeitweise während der Störung als aufdringlich und unangemessen empfunden werden und die ausgeprägte Angst oder Unbehagen hervorrufen.

2. Die Gedanken, Impulse oder Vorstellungen sind nicht nur übertriebene Sorgen über reale Lebensprobleme.

3. Die Person versucht, diese Gedanken, Impulse oder Vorstellungen zu ignorieren oder zu unterdrücken oder sie mit Hilfe anderer Gedanken oder Tätigkeiten zu neutralisieren.

4. Die Person erkennt, dass die Zwangsgedanken, -impulse oder -vorstellungen ein Produkt des eigenen Geistes sind (nicht von außen auferlegt wie bei Gedankeneingebung).

Zwangshandlungen

5. Wiederholte Verhaltensweisen (z.B. Händewaschen, Ordnen, Kontrollieren) oder gedankliche Handlungen (z.B. Beten, Zählen, Wörter leise wiederholen), zu denen sich die Person als Reaktion auf einen Zwangsgedanken oder aufgrund von streng zu befolgenden Regeln gezwungen fühlt.

6. Die Verhaltensweisen oder die gedanklichen Handlungen dienen dazu, Unwohlsein zu verhindern oder zu reduzieren oder gefürchteten Ereignissen oder Situationen vorzubeugen; diese Verhaltensweisen oder gedanklichen Handlungen stehen jedoch in keinem realistischen Bezug zu dem, was sie zu neutralisieren oder zu verhindern versuchen, oder sie sind deutlich übertrieben.

B. Zu irgendeinem Zeitpunkt im Verlauf der Störung hat die Person erkannt, dass die Zwangsgedanken oder Zwangshandlungen übertrieben oder unbegründet sind. Beachte: Dies muss bei Kindern nicht der Fall sein.

C. Die Zwangsgedanken oder Zwangshandlungen verursachen erhebliche Belastung, sind zeitaufwendig (benötigen mehr als 1 Stunde pro Tag) oder beeinträchtigen deutlich die normale Tagesroutine der Person, ihre beruflichen (oder schulischen) Funktionen oder die üblichen Aktivitäten und Beziehungen.

D. Falls eine andere Achse I-Störung[46] vorliegt, so ist der Inhalt der Zwangsgedanken oder Zwangshandlungen nicht auf diese beschränkt (z.b. starkes Beschäftigtsein mit Essen bei Vorliegen einer Essstörung, Haareausziehen bei Vorliegen einer Trichotillomanie, Sorgen über das Erscheinungsbild bei Vorliegen einer körperdysmorphen Störung, starkes Beschäftigtsein mit Drogen im Zusammenhang mit Psychotropen Substanzen, starkes Beschäftigtsein mit einer schweren Krankheit bei Vorliegen einer Hypochondrie, starkes Beschäftigtsein mit sexuellen Bedürfnissen oder Phantasien bei Vorliegen einer Paraphilie, Grübeln über Schuld bei Vorliegen einer Major Depression).

E. Das Störungsbild geht nicht auf die direkte körperliche Wirkung einer Substanz (z.b. Droge, Medikament) oder eines medizinischen Krankheitsfaktors zurück.

---

[46] Achse I-Störungen sind gemäß dem DSM-IV - grob gesprochen - alle psychischen Störungen mit Ausnahme der Persönlichkeitsstörungen und der geistigen Behinderungen.

A.2 Der Padua-Zwangsfragebogen

Name: _____

Alter: _____

Geschlecht: _____

Datum: _____

INSTRUKTIONEN: Die folgenden Aussagen beziehen sich auf Situationen, die im Alltag eines Jeden auftreten können. Wählen Sie bei jeder Aussage die Antwort, die am besten auf Sie zutrifft, wobei die Zahlen folgendes bedeuten:

0: nie; 1: höchst selten; 2: manchmal; 3: oft; 4: sehr oft

1. Wenn ich über etwas Zweifel [habe] oder wenn ich mir Sorgen mache, habe ich keine Ruhe, bis ich mit jemandem geredet habe, der mich beruhigt.	0 1 2 3 4
2. Ich habe das Gefühl, dass ich schmutzige Hände kriege, wenn ich mit Geld in Berührung komme.	0 1 2 3 4
3. In bestimmten Situationen habe ich Angst, die Kontrolle über mich zu verlieren und ungewollt unpassende oder gefährliche Dinge zu tun.	0 1 2 3 4
4. Selbst das kleinste, von meinem eigenen Körper stammende Tröpfchen Schweiß, Speichel, Urin usw. kann meine Kleidung beschmutzen oder auf eine andere Art schädlich für mich sein.	0 1 2 3 4
5. Wenn ich rede, habe ich die Neigung, verschiedene Male dieselben Dinge und dieselben Sätze zu wiederholen.	0 1 2 3 4
6. Ich habe die Neigung, Dinge immer wieder aufs Neue zu kontrollieren, öfter als es nötig ist.	0 1 2 3 4
7. Ich habe Mühe Entscheidungen zu treffen, sogar wenn es um unwichtige Sachen geht.	0 1 2 3 4

8. Wenn ich von einer Brücke oder einem Turm nach unten gucke, fühle ich eine Art Drang, mich in die Tiefe zu stürzen.	0 1 2 3 4
9. Es ist für mich schwierig, einen Gegenstand zu berühren, wenn ich weiß, dass er davor von Fremden oder sogar Bekannten berührt worden ist.	0 1 2 3 4
10. Ich gehe zurück, um zu kontrollieren, ob das Gas aus, der Wasserhahn zu, oder das Licht aus ist, nachdem ich alles schon ausgemacht habe.	0 1 2 3 4
11. Ich fühle mich gezwungen, beim An- und Ausziehen und beim Waschen eine bestimmte Reihenfolge einzuhalten.	0 1 2 3 4
12. Ich habe das Gefühl, dass es mir nie gelingt, bestimmte Dinge zu erklären, vor allem, wenn über wichtige Fragen gesprochen wird, die mich selbst betreffen.	0 1 2 3 4
13. Bevor ich schlafen gehe, muss ich bestimmte Dinge in einer bestimmten Reihenfolge tun.	0 1 2 3 4
14. Wenn ich einen Zug heranfahren sehe, kommt manchmal der Gedanke bei mir auf, dass ich mich auf die Gleise werfen könnte.	0 1 2 3 4
15. Für mich ist es ein Problem, Müll und andere schmutzigen Dinge anzufassen.	0 1 2 3 4
16. Ich gehe zurück, um Türen, Fenster, Schubladen usw. zu kontrollieren, um sicher zu wissen, dass sie auch wirklich richtig zu sind.	0 1 2 3 4
17. Bevor ich ins Bett gehe, hänge ich meine Kleider sorgfältig auf oder lege sie säuberlich zusammen.	0 1 2 3 4
18. Nachdem ich etwas mit viel Aufmerksamkeit getan habe, habe ich manchmal trotzdem das Gefühl, dass ich es schlecht oder nicht fertig gemacht habe.	0 1 2 3 4
19. Ich vermeide es, öffentliche Toiletten zu benutzen, weil ich Angst vor Ansteckung und Krankheiten habe.	0 1 2 3 4

20. Mich überkommen leicht Zweifel und ich bekomme leicht Probleme bei den meisten Dingen, die ich tue.	0 1 2 3 4
21. Ich fühle mich gezwungen, vollkommen sinnlose Nummern zu behalten.	0 1 2 3 4
22. Ich vermeide es, öffentliche Telefone zu benutzen, weil ich Angst vor Ansteckung und Krankheiten habe.	0 1 2 3 4
23. Sobald ich bestimmte Dinge denke, kann ich nicht mehr davon loskommen oder sie mir aus dem Kopf schlagen.	0 1 2 3 4
24. Ich fühle mich gezwungen, ohne Grund Zahlen zu wiederholen.	0 1 2 3 4
25. Ich kontrolliere verschiedene Male langwierig, ob ich Formulare, Dokumente und Schecks richtig ausgefüllt habe.	0 1 2 3 4
26. Wenn ich ein Auto steuere, fühle ich manchmal eine Art Drang, jemanden oder etwas anzufahren.	0 1 2 3 4
27. Ich bekomme ungewollt unangenehme Gedanken, die ich nicht abschütteln kann.	0 1 2 3 4
28. Ich wasche meine Hände öfter und länger, als es nötig ist.	0 1 2 3 4
29. Ich kontrolliere verschiedene Male, ob Streichhölzer, Zigaretten usw. richtig aus sind.	0 1 2 3 4
30. Meine Gedanken schweifen andauernd ab, so dass es mich Mühe kostet, meine Aufmerksamkeit auf das zu richten, was um mich herum passiert.	0 1 2 3 4
31. Wenn ich Waffen sehe, bringt mich das in Verwirrung, und ich bekomme merkwürdige Gedanken.	0 1 2 3 4
32. Es passiert mir schon mal, dass ich etwas reinigen oder waschen muss, nur weil mich der Zweifel überkommt, dass es schmutzig oder infiziert sein könnte.	0 1 2 3 4

33. Es passiert mir schon mal, dass ich ohne jeden Grund Gegenstände zu zählen anfange.	0 1 2 3 4
34. Wenn ich Geld ausgebe, zähle ich es mehrere Male.	0 1 2 3 4
35. Ich werde nervös und mache mir Sorgen, wenn ich Messer, Dolche oder andere scharfe Gegenstände sehe.	0 1 2 3 4
36. Wenn ich zufällig etwas berühre, wovon ich denke, dass es „infiziert" ist, muss ich mich sofort waschen.	0 1 2 3 4
37. Ich stelle mir katastrophale Folgen vor, wenn ich kleine Fehler mache oder nicht richtig aufpasse.	0 1 2 3 4
38. Ich kontrolliere Briefe verschiedene Male sehr genau, bevor ich sie verschicke.	0 1 2 3 4
39. Es passiert mir schon mal, dass ich eine Art Bedürfnis fühle, Dinge ohne Anlass kaputt zu machen oder zu beschädigen.	0 1 2 3 4
40. Wenn mich ein Tier berührt hat, fühle ich mich schmutzig und muss mich unverzüglich waschen und umziehen.	0 1 2 3 4
41. Es kommen bei mir Gedanken auf, die ich aufmerksam untersuchen muss, wobei ich solange nicht zufrieden bin, bis ich diese Gedanken oder Zweifel vollständig untersucht habe.	0 1 2 3 4

Auswertung:	
Dimension	**Items**
Impulse	3, 8, 14, 26, 31, 35, 39
Waschen	2, 4, 9, 15, 22, 28, 32, 36, 40
Kontrollieren	6, 10, 16, 25, 29, 34, 38
Rumination	1, 5, 7, 12, 18, 20, 23, 27, 30, 37, 41
Ordentlichkeit	11, 13, 17, 21, 24, 33

Tabelle 7: Padua-Fragebogen (aus: Emmelkamp & van Oppen, 2000, S. 76-79)

A.3 Das Hamburger Zwangsinventar

Der HZI ist eine Selbstbeurteilungsskala zur Erfassung der Symptome eines Zwangspatienten, die aus 188 Items besteht, die mit richtig oder falsch beantwortet werden müssen. Die Kurzform des HZI wurde auf 72 Items gekürzt und enthält sechs Unterskalen zu je 12 Items:

1. Kontrollieren   4. Zählen

2. Waschen   5. Denken

3. Ordnen   6. Leid zufügen

Frage	Stimmt	Stimmt nicht
1. Waschen Sie sich die Hände, nachdem Sie einem Tier oder schmutzigen Gegenständen zu nahe gekommen sind?		
2. Rücken Sie Tischtücher oder Läufer gerade, wenn Sie glauben, dass sie sich verschoben haben?		
3. Gibt es Tage, an denen Sie so sehr an ein bestimmtes Wort (Bild, Satz) denken müssen, dass Sie nichts anderes mehr tun können?		
4. Können Sie sich oft nicht davon lösen, einen Satz ständig zu wiederholen, der vorher schon ausgesprochen worden war?		
5. Kommt es vor, dass Sie sich häufiger am Tag Gedanken über eine Arbeit machen, nachdem Sie sie bereits abgeschlossen haben?		
6. Kommt es vor, dass Sie sich nicht dagegen wehren können, vor oder bei einer Tätigkeit zu zählen?		
7. Lenken Sie sich manchmal bewusst von dem Gedanken ab, dass Ihr Partner etwas tut, was Sie nicht wissen sollen?		
8. Gibt es Handlungen, die Sie nicht beenden können, bevor Sie nicht bis zu einer bestimmten Zahl gezählt haben?		

9. Lenken Sie sich manchmal bewusst von dem Gedanken ab, dass Sie sich selbst umbringen oder verletzen könnten?		
10. Kommt es vor, dass Ihnen im Laufe eines Tages immer wieder ein bestimmtes Wort, Bild oder ein bestimmter Satz einfällt?		
11. Überzeugen Sie sich von der Sauberkeit der Sitzflächen in öffentlichen Verkehrsmitteln, bevor Sie sich hinsetzen?		
12. Wiederholen Sie manchmal einen Satz laut, der vorher schon ausgesprochen wurde, auch wenn Sie versuchen, es zu vermeiden?		
13. Müssen Sie nach dem Verlassen der Wohnung ständig darüber nachdenken, ob dort auch alles in Ordnung ist?		
14. Kommt es vor, dass Sie sich das Anziehen erst einmal genau vorstellen, bevor Sie damit beginnen?		
15. Ist Ihnen schon einmal aufgefallen, dass Sie ohne Grund Gegenstände gezählt haben?		
16. Gab es einen Tag, an dem Sie zu nichts anderem mehr fähig waren, als darüber nachzudenken, dass Sie sich selbst umbringen oder verletzen könnten?		
17. Waschen Sie Ihre Hände nach dem Zeitungslesen?		
18. Ist Ihnen schon einmal aufgefallen, dass Sie Gegenstände, die Sie benutzen, vorher oder nachher zusätzlich berühren?		
19. Haben Sie schon einmal Schalter an elektrischen Geräten mehrmals angetippt und dabei gezählt, obwohl Sie sich dagegen gewehrt haben?		
20. Prüfen Sie Bücher oder Zeitschriften auf Eselsohren und beseitigen Sie diese gegebenenfalls sofort?		
21. Achten Sie darauf, dass Zeitungen nach dem Lesen wieder ordnungsgemäß zusammengelegt werden?		
22. Ist Ihnen schon einmal der Gedanke gekommen, dass Sie erkranken, verrückt werden oder erblinden könnten?		
23. Gibt es Tage, an denen Sie zu nichts anderem mehr fähig		

sind, als darüber nachzudenken, dass Sie jemanden umbringen oder verletzen könnten?		
24. Kommt es vor, dass Sie nach dem Ins-Bett-Gehen wieder aufgestanden sind, um elektrische Geräte noch einmal zu kontrollieren?		
25. Kommt es vor, dass Sie Schalter an elektrischen Geräten so lange antippen und dabei zählen, dass Sie sich kaum davon lösen können?		
26. Ordnen Sie Schreibtische, Schrank etc. gewohnheitsmäßig, auch wenn Sie nach dem letzten Aufräumen nichts berührt haben?		
27. Überprüfen Sie die Vollständigkeit von Adressen und Absender, bevor Sie einen Brief in den Kasten werfen?		

Auswertung Gedankenzwänge:

Zählen Sie Ihre Antworten mit »stimmt« auf die Fragen 3, 4, 5, 6, 7, 8, 9, 10, 13, 14, 15, 16, 22 und 23 zusammen. Dies sind Gedankenzwänge. Die Gesamtzahl dieser Antworten bedeutet:

1 oder 2: Wahrscheinlich haben Sie keine klinisch bedeutsamen Gedankenzwänge.

3 bis 6: Wahrscheinlich haben Sie klinisch bedeutsam Gedankenzwänge.

7 bis 14: Sie haben definitiv klinisch bedeutsame Gedankenzwänge.

Auswertung Handlungszwänge:

Zählen Sie Ihre Antworten mit »stimmt« auf die Fragen 1, 2, 11, 12, 17, 18, 19, 20, 21, 24, 25, 26 und 27 zusammen. Dies sind Handlungszwänge. Die Gesamtzahl dieser Antworten bedeutet:

1 bis 3: Wahrscheinlich haben Sie keine klinisch bedeutsamen Handlungszwänge.

4 bis 7: Wahrscheinlich haben Sie klinisch bedeutsam Handlungszwänge.

8 bis 13: Sie haben definitiv klinisch bedeutsam Handlungszwänge.

A.4 Arbeitsblätter für Betroffene

Zum Verhindern von Zwangsritualen, die mit Waschzwängen zu tun haben, bieten sich folgende Richtlinien an (Kozak & Foa, 2001):

- Bis Abschluss der Behandlungssitzungen ist es Ihnen nicht erlaubt, Wasser an den Körper zu lassen: kein Händewaschen, kein Abspülen, keine nassen Tücher oder Waschlappen sind erlaubt.

- Der Gebrauch von Cremes und anderen Toilettenartikeln (Badepuder, Deodorant etc.) ist nur dann erlaubt, wenn das Ihr Gefühl von Verunreinigung nicht verringert.

- Rasieren Sie sich nur noch elektrisch.

- Sie können Wasser zum Trinken oder Zähneputzen benutzen, aber achten Sie darauf, dass Sie es nicht ins Gesicht oder auf die Hände bekommen.

- Das Duschen soll durch jemanden überwacht werden; es ist nur alle drei Tage und nur jeweils 10 Minuten lang erlaubt, einschließlich Haarewaschen. Rituelles oder wiederholtes Waschen von bestimmten Körperregionen (Genitalien, Haare) ist während des Duschens verboten. Die Duschzeit sollte von Ihrer Bezugsperson registriert werden, aber er oder sie muss Sie nicht direkt beobachten.

- Nur unter außergewöhnlichen Umständen dürfen Ausnahmen von diesen Regeln gemacht werden, z.B. bei medizinischen Erkrankungen, die eine bestimmte Art von Reinigung notwendig machen. Besprechen Sie das mit Ihrem Therapeuten.

- Wenn Sie zu Hause den Drang zum Waschen oder Säubern verspüren und befürchten, dass Sie ihm nicht widerstehen können, sprechen Sie mit Ihrer Bezugsperson und bitten Sie sie, solange bei Ihnen zu bleiben, bis der Drang so weit abgesunken ist, dass Sie ihn allein unter Kontrolle halten können.

- Ihre Bezugsperson soll Verletzungen der Reaktionsverhinderung an Ihren Therapeuten melden. Sie oder er soll versuchen, solche Regelverletzungen durch feste Ermahnungen zu verhindern, aber nicht durch körperliche Maßnahmen oder durch Streit. Wasserhähne dürfen von der Bezugsperson abgedreht werden, wenn Sie das zuvor mit ihr vereinbart haben.

Spezielle Anweisung:

_____
_____
_____
_____
_____
_____
_____

Richtlinien für „normales" Verhalten beim Waschen

- Kein Duschvorgang darf länger als 10 Minuten dauern.

- Waschen Sie Ihre Hände pro Tag nie mehr als fünfmal und jeweils höchstens 30 Sekunden lang.

- Händewaschen soll nur zu folgenden Gelegenheiten durchgeführt werden: vor dem Essen, nach der Toilette, und nach dem Anfassen von fettigen oder sichtlich schmutzigen Dingen.

- Konfrontieren Sie sich freiwillig weiterhin jede Woche mit allen Objekten oder Situationen, bei denen sie sich früher unbehaglich gefühlt haben.

- Wenn Sie sich bei bestimmten Objekten oder Situationen noch unbehaglich fühlen, konfrontieren Sie sich mit ihnen zweimal in der Woche.

- Vermeiden Sie keine Situationen, in denen Sie sich unbehaglich fühlen. Wenn Sie eine Vermeidungstendenz bei sich bemerken, planen Sie mindestens zwei Konfrontationen pro Woche mit dieser Situation ein.

Andere Regeln:

_____
_____
_____
_____
_____
_____
_____

Für das Verhindern von Ritualen im Bereich der Kontrollzwänge bietet sich folgendes Arbeitsblatt an (Kozak & Foa, 2001):

- Ab der ersten Behandlungssitzung mit Konfrontations- und Reaktionsverhinderung dürfen Sie keinerlei rituelle Handlungen mehr ausführen.

- Nur «normales» Kontrollieren ist für die meisten Situationen erlaubt (z.B. 1x Überprüfen der Türschlösser).

- Was normalerweise nicht kontrolliert wird (z.B. Wegwerfen leerer alter Briefumschläge) darf keinesfalls mehr kontrolliert werden.

- Ausnahmen dürfen bei ungewöhnlichen Umständen gemacht werden, aber das muss zuvor mit dem Therapeuten besprochen werden.

- Wenn Sie zu Hause den Drang etwas zu kontrollieren so stark empfinden, dass Sie glauben, ihm nicht widerstehen können, sprechen Sie mit Ihrer Bezugsperson und bitten Sie sie, solange bei Ihnen zu bleiben, bis der Drang auf ein bewältigbares Niveau gesunken ist.

- Ihre Bezugsperson soll Verletzungen der Reaktionsverhinderung an Ihren Therapeuten melden.

- Sie oder er soll versuchen, solche Regelverletzungen durch feste Ermahnungen zu verhindern, aber nicht durch körperliche Maßnahmen oder durch Streit.

Spezielle Anweisung:

_____

_____

_____

_____

_____

_____

_____

Richtlinien für „normales" Verhalten beim Kontrollieren

- Wiederholen Sie nie mehr als einmal das Kontrollieren von Objekten oder Situationen, die bei Ihnen den Kontrolldrang auslösten.
- In Situationen, von denen Ihr Therapeut Ihnen gesagt hat, dass sie nicht kontrolliert werden müssen, verzichten Sie gänzlich auf Kontrolle.
- Vermeiden Sie nicht die Situationen, die den Drang zum Kontrollieren auslösen. Wenn Sie bei sich eine Vermeidungstendenz entdecken, gehen Sie freiwillig zweimal pro Woche in diese Situation und beherrschen Sie den Drang, indem Sie das Kontrollieren unterlassen.
- Um Ihren Kontrolldrang zu verringern, dürfen Sie die Verantwortung für das Kontrollieren nicht Freunden oder Angehörigen überlassen.

Andere Regeln:

_____

_____

_____

_____

_____

_____

_____

_____

A.5   Die Beschreibungen der Tiefenstruktur (PST-R)

Weitere Infos siehe Dieterich, 2003.

Sachlich

Das Streben dieses Menschen ist darauf ausgerichtet, so unabhängig wie möglich zu sein. Er fürchtet sich davor, sich in irgendeiner Form hinzugeben. Auf niemanden angewiesen, niemandem verpflichtet zu sein, ist seine Devise. Er vermeidet persönlich nahe Begegnungen und versucht menschliche Beziehungen zu versachlichen. Er fühlt sich am wohlsten in der Gruppe, in der er anonym bleiben kann - und doch über das gemeinsame Interesse der Gruppenteilnehmer dazugehört.

Auf andere wirken diese Menschen distanziert, kühl, schwer ansprechbar, unpersönlich. Man kann sie lange kennen, ohne sie wirklich zu kennen. Je näher man ihnen kommt - und umso besser der Kontakt geglückt zu sein scheint - umso schroffer können sie sich urplötzlich abwenden. Das Vermeiden der vertrauten Nähe, die Angst vor dem Partner, der sich hingibt, lässt diese Menschen nicht selten einsam werden. Dadurch entstehen auch zunehmend Lücken in der Wahrnehmung des anderen Menschen - denn Erkenntnisse über den anderen kann man ja nur in der vertrauten Nähe finden. Diese Menschen wissen nicht ganz sicher, ob ihre Wahrnehmungen Einbildung oder Realität sind. Diese Unsicherheit kann zu einer Spannung (bis hin zu einer Spaltung) zwischen Denken und Fühlen führen - man weiß nicht mehr genau, wie man beim andern „dran" ist. Es fehlen die „Mitteltöne" des Lebens, die Übergänge zwischen Gefühl und Denken.

Um diese Unsicherheit zu überbrücken, entwickeln diese Menschen besondere Qualitäten der Wahrnehmung und Orientierung: Geschärfte Augen und Ohren - aber auch der logische Intellekt ist in der Regel hochentwickelt. Sie lehnen Gefühle ab oder wollen sie rationalisieren. Exakte Wissenschaften sind für sie der Weg, um zu Erkenntnis zu kommen. Natürlich haben diese Menschen ebenso Gefühle wie alle anderen – aber sie können „Kopf" und „Herz" trennen und deshalb in gefühlsmäßig schwierigen Situationen kühl bleiben. Vor diesem Hintergrund ist auch ihre Stärke eher die Diagnostik und weniger die Therapie.

Warmherzig

Der Wunsch nach einem vertrauensvollen Nahkontakt, die Sehnsucht, lieben zu können und geliebt zu werden, ist eines der Kennzeichen dieses Menschen. Er fürchtet sich vor dem Alleinsein, vor der Isolierung. Der Wunsch, andere Menschen glücklich zu machen, ihnen zu helfen, ist für ihn wichtig - aber dazu bedarf es eines Partners und dies führt in die Abhängigkeit.

Menschen mit einem solchen Schwerpunkt ihrer Persönlichkeitsstruktur sind in der Familie oder im Betrieb „optimale" Mitarbeiter: Sie dienen und helfen (scheinbar) selbstlos. Nicht umsonst suchen sich manche egoistische Männer gerade solche Frauen als Ehepartnerinnen!

Um den Wunsch zu erfüllen, einen Mitmenschen möglichst eng an sich zu binden, wird jedoch ein Teil der eigenen Individualität aufgegeben. Eine ausgeprägte Ich-Schwäche kann die Folge sein.

Diese Menschen idealisieren den Partner, verharmlosen, entschuldigen seine Schwächen und übersehen, um die gute Begegnung zu erhalten, die fehlerhaften Seiten ihres Gegenübers (Kodependenz).

Um die Beziehung aufrecht zu erhalten, verhalten sich diese Menschen überaus altruistisch: Bescheidenheit, Selbstlosigkeit, Mitgefühl und Mitleid gehören zu ihren großen Tugenden - bis hin zur Selbstaufgabe. Die überaus „dienenden" und sich aufopfernden Mütter, Ehefrauen und Mitarbeiter nehmen, um den anderen nicht zu verlieren, bestimmte Erkenntnisse einfach nicht wahr. Sie sind „blind" vor Trennungsangst.

Korrekt

Die Sehnsucht nach stabilen und sicheren Verhältnissen ist ein Kennzeichen dieser Menschen. Sie haben Angst vor Unkonventionalität, vor Veränderung. Man versucht möglichst das Gleiche und schon Bekannte zu erhalten oder wiederherzustellen, denn beim Einhalten dieser Prinzipien läuft man nicht Gefahr, neue Dinge ungeprüft hinnehmen zu müssen.

Die Angst vor dem Risiko verhindert aber auch Entwicklungen (nicht zuletzt die der eigenen Persönlichkeit), und je mehr das Alte festgehalten wird, umso mehr empfinden diese Menschen dann die Angst vor der Vergänglichkeit.

Das Zwingen anderer Menschen, so zu sein, wie sie der eigenen Meinung nach sein sollten, führt nicht selten zu einem Scheitern im Leben: Der Zwang kommt als Zwanghaftigkeit zurück, denn wenn man Lebendiges zwingen will, wenn man nichts mit sich selbst geschehen lassen kann, weil man alles selbst bestimmen möchte, ist man mehr und mehr dazu gezwungen, nur noch darauf zu achten, dass sich nichts ändert und dem eigenen Willen entzieht.

Es fällt diesen Menschen schwer zu akzeptieren, dass es im Bereich des Lebendigen keine Absolutheit gibt, dass man das Lebendige nicht in ein System einfangen und beherrschen kann. Nicht selten entstehen vor diesem Hintergrund die bekannten Generationenkonflikte. Eltern oder Chefs haben Angst, dass sofort alles chaotisch würde, wenn sie nachgeben. Häufig gehört auch Zaudern und Zögern zu den Instrumenten der Begegnung mit anderen.

Positiv ausformuliert spricht man von „eiserner Konsequenz". Diese Menschen meinen, damit auf alle Fälle das Richtige zu tun. In der Praxis zeigt sich dabei eine fast „heilige" Ordnung am Arbeitsplatz, ein genau ausgefüllter Terminkalender usw. Im Arbeitsbereich können diese Menschen bevorzugt Aufgaben übernehmen, die eine Systematisierung bzw. Ordnung erfordern. Man kann sich auf sie verlassen, denn sie bleiben bei der Wahrheit und kämpfen manchmal bis zur letzten Kraft um die „richtige" Lösung.

Unkonventionell

Das Streben nach Veränderung und Freiheit, nach Neuigkeiten und Risiko ist das Kennzeichen dieser Menschen. Sie fürchten sich vor der Endgültigkeit, vor der Einschränkung, vor Gesetzmäßigkeiten. Für sie ist nichts verbindlich, nichts hat Anspruch auf ewige Gültigkeit - die Gegenwart, der Augenblick ist wichtig. Alles soll lebendig und veränderbar bleiben.

Ein solches Lebenskonzept hat aber auch seine Gefahren. Wenn man die gültigen Regeln des menschlichen Zusammenlebens nicht annimmt, dann lebt man wie in einer Gummiwelt, die willkürlich gedehnt werden kann, aus der heraus man immer wieder ein Hintertürchen findet, um sich den Konsequenzen seines Handelns zu entziehen. Fürchten muss man dann alles Endgültige, z.B. Verträge - ob dies nun in der Ehe oder im Geschäftsleben ist. Mit der Realität geht man großzügig um, man relativiert, bagatellisiert, übersieht sie und erlangt damit eine Scheinfreihcit - die allerdings je länger je mehr immer gefährlicher wird, weil man dann auch in einer Scheinwelt lebt.

Charakteristisch für diese Menschen ist die Unfähigkeit, Bedürfnisspannungen zu ertragen - sie sind leicht verführbar, das Widerstehen gegenüber Versuchungen fällt ihnen schwer. Zeitplanung, Zeiteinteilung ist ihnen lästig und wird als kleinlich bezeichnet - nicht selten auf Kosten anderer, die dann warten müssen. Auch die Logik ist für sie oft eine Last - zumindest die Logik anderer, weil sie eine Pseudologik entwickelt haben, die ihr Leben legalisiert: Sie leben im Augenblick ohne Vorgeschichte. Der Fehler von gestern geht sie heute nichts mehr an. So wird das Leben schillernd - sie können sich chamäleonartig jeder neue n Situation schnell anpassen - aber ohne Kontinuität. Sie sind schwer zu berechnen und schwer zu fassen.

A.6 Die Beschreibungen der Globalfaktoren (PST-R)

Bei den Globalfaktoren handelt es sich um eine Zusammenfassung der Wesenszüge des Menschen nach dem Persönlichkeitsstrukturtest (Dieterich, 2003).

Normgebundenheit	
Geringe Normgebundenheit Diese Menschen entwickeln neue Ideen und folgen dabei ihren spontanen Einfällen. Sie sind offen für Veränderungen und fragen dabei wenig nach dem, was andere denken.	*Hohe Normgebundenheit* Diese Menschen halten sich an die anerkannten Normen und Regeln. Sie bleiben eher beim Bewährten, verfolgen dies aber zielstrebig und ausdauernd. Die Meinung anderer ist ihnen wichtig.

Psychische Belastbarkeit	
Geringe Belastbarkeit Diese Menschen sind in ihrer Psyche leicht zu beeinflussen – zur Fröhlichkeit und zur Trauer. Sie verhalten sich aktiv, spontan und angespannt. Bei andern Menschen zeigen sie eine eher skeptische bzw. vorsichtige Haltung. Sie denken sich intensiv in die Welt anderer Menschen hinein – und übernehmen oft deren Gefühle und Gedanken.	*Hohe Belastbarkeit* Diese Menschen sind nicht so leicht zu beunruhigen und deshalb zu großen psychischen Anstrengungen in der Lage. Sie sind durch Gefühle kaum ablenkbar und arbeiten deshalb aktiv, diszipliniert und zielstrebig. Andern gegenüber sind sie vertrauensbereit. Sie denken sich wenig in die Gefühlswelt anderer ein bzw. lassen sich durch andere nicht irritieren.

Abhängigkeit von Menschen

Geringe Unabhängigkeit
Diese Menschen sind bereit, sich andern anzupassen und unterzuordnen. Sie sind vertrauensvoll und tolerant, zurückhaltend und vorsichtig.

Hohe Unabhängigkeit
Diese Menschen treten selbstbewusst, sicher und auch herausfordernd auf. Dabei verhalten sie sich eher impulsiv und begeisterungsfähig.

Kontaktaufnahme

Geringe Kontaktbereitschaft
Diese Menschen orientieren sich an Sachnormen, arbeiten gerne allein und selbständig. Sie überlegen vor dem Handeln die Folgen ihres Tuns. Andere Menschen können sie nur schwer von ihrem Ziel ablenken.

Hohe Kontaktbereitschaft
Diese Menschen arbeiten gerne mit andern zusammen und treffen auch gemeinsame Entscheidungen. Sie reagieren bei der Arbeit schnell und halten sich weniger lange bei einer Sache auf. Sie sind durch andere Menschen ablenkbar und könnten deshalb das Ziel verfehlen.

Wachsamkeit / Offenheit

Wachsamkeit
Diese Menschen verhalten sich feinfühlig und empathisch. Sie sind ästhetisch anspruchsvoll und wachsam gegenüber kleinen Änderungen.
Sie können ungewöhnliche Ideen entwickeln und andere Menschen herausfordern.

Reserviertheit
Diese Menschen denken nicht allzu viel über die psychischen Hintergründe nach, fügen sich Sachzwängen und beschäftigen sich mit der Realität des Lebens. Sie kümmern sich um praktische Angelegenheiten, auch um die Bedürfnisse anderer - sind jedoch insgesamt gesehen eher reserviert und sachbezogen.

A.7 Therapieplan (Dieterich, 2001, S. 364-366)

A.7.1 Diagnostik

- Mein „erster Eindruck" vom Ratsuchenden im ganzheitlichen Sinne, verbunden mit der Fragestellung, wo seine Probleme vermutlich schwerpunktmäßig angesiedelt sind.

- Gibt es persönliche Beziehungen, mögliche Halo-Effekte o.ä.?

- Wie schildert der Ratsuchende sein Problem? Sieht er Ursachen?

- Gibt es Unterlagen vorangegangener Psychotherapien oder Seelsorgeberichte? Wie können diese eingeschätzt werden?

- Gibt es somatisch – medizinische Abklärungen?

- Gibt es Erkenntnisse zur Persönlichkeitsstruktur?

- Gibt es Erkenntnisse zum Glaubensstil des Patienten / Ratsuchenden?

- Gibt es Erkenntnisse vor systemischen Hintergrund?

- Ist eine weiterführende Lebensstil-/ Skriptanalyse bzw. eine vertiefte Ätiologie erforderlich / schädlich?

- Diagnostische Klassifizierung der Störung nach DSM IV bzw. ICD-10.

A.7.2 Problemverhalten

A.7.2.1 Bezogen auf das überprüfbare Verhalten:

- Analyse des Problemverhaltens

- Gibt es Stockungen / Widerstände (falls schon therapiert worden ist)?

- Gibt es besondere Ressourcen?

A.7.2.2 Bezogen auf mögliche Hintergründe:

Tiefer gehende Beschreibung des Problems, sofern dieses nicht als „Verhalten" gesehen werden kann.

A.7.3 Therapieziele

- Hat der Ratsuchende schon spezifische Strategien bzw. Prioritäten entwickelt?

- Hierarchisierung der Veränderungswünsche (möglichst zusammen mit dem Ratsuchenden).

- Motivation und systemische Hintergründe.

- Sind die Ziele evaluierbar?

- Prognostik.

A.7.4 Erstellung des Therapieplans

Planung des Therapieverlaufs und seiner praktischen Bewältigung (Qualität, Quantität, Schwerpunkte, Setting-Variationen usw.). Dabei soll beachtet werden:

- Zu welchem Zeitpunkt können die unterschiedlichen Strategien („didaktische Variablen") verschiedener Therapieformen eingesetzt werden?

- Sind Abbruchkriterien definiert?

- Ist eine Erfolgsüberprüfung möglich?

- Sind „Verträge" notwendig bzw. sinnvoll?

- Sind Möglichkeiten zum Selbstmanagement vorgesehen?

- Sind vertiefte Klärungen erforderlich? Zu welchem Zeitpunkt?

- Muss das Problem in der Gruppe bearbeitet werden?

- Muss eine systemisch orientierte Therapie / Seelsorge vorgesehen werden?

- Zu welchem Zeitpunkt?

- Wie kann der Erfolg überprüft werden (Evaluation)?

A.7.5 Praktische Durchführung

A.7.6 Evaluation

Um den Erfolg der Therapie / Seelsorge auf ein sicheres Fundament zu stellen, ist eine Evaluation des Therapieprozesses erforderlich. Hierzu sollen die folgenden Fragen beantwortet werden:

- War die einzelne Therapiesitzung erfolgreich?

- Wurde das Therapieziel erreicht?

- Wie stabil ist der Therapieerfolg im Längsschnitt? (Nachprüfen der Stabilität im zeitlichen Abstand von drei Monaten, nach einem Jahr)

Literaturverzeichnis

Adams, J. E. (1972). *Befreiende Seelsorge.* Gießen: Brunnen Verlag.

Adams, J. E. (1976). *Handbuch für Seelsorge. Praxis der biblischen Lebensberatung.* Gießen: Brunnen Verlag.

Althaus, D., Niedermeier, N., & Niescken, S. (2008). *Zwangsstörungen - Wenn die Sucht nach Sicherheit zur Krankheit wird.* München: C.H. Beck oHG.

Ambühl, H. (2005). *Psychotherapie der Zwangsstörungen.* Stuttgart: Georg Thieme Verlag.

Antholzer, R. (1986). *Plädoyer für eine biblische Seelsorge.* Berneck: Schwengeler-Verlag.

Association, A. P. (2003). *Diagnostische Kriterien DSM-IV-TR.* Göttingen: Hogrefe-Verlag.

Davison, G. C., Neale, J. M., & Hautzinger, M. (2001). *Klinische Psychologie* (7., vollständig überarbeitete und erweiterte Auflage 2007 ed.). Weinheim: Beltz Verlag.

Dieterich, M. (1989). *Handbuch Psychologie und Seelsorge.* Wuppertal: R. Brockhaus Verlag.

Dieterich, M. (2001). *Einführung in die Allgemeine Psychotherapie und Seelsorge.* Wuppertal: R. Brockhaus.

Dieterich, M. (2003). *Der Persönlichkeitsstrukturtest PST-R* (2. Auflage ed.). Freudenstadt: Institut für praktische Psychologie.

Dieterich, M. (2004). *Zwangsstörungen Teil 2. Praktische Hilfestellungen.* Freudenstadt: Institut für praktische Psychologie und Beratung IPP.

Dieterich, M. (2009). *Wie sich Menschen ändern - und was wir dazu tun können.* Witten: SCM R.Brockhaus im SCM-Verlag GmbH & Co. KG.

Dieterich, M., & Dieterich, J. (1996). *Wörterbuch Psychologie & Seelsorge.* Wuppertal: R. Brockhaus Verlag Wuppertal.

Emmelkamp, P. M., & van Oppen, P. (2000). *Fortschritte der Psychotherapie. Zwangsstörungen* (Vol. 11). Göttingen: Hogrefe - Verlag GmbH & Co. KG.

Gerrig, R. J., & Zimbardo, P. G. (2008). *Psychologie.* München: Pearson Studium.

Grawe, K., Donati, R., & Bernauer, F. (1994). *Psychotherapie im Wandel. Von der Konfession zur Profession* (5., unveränderte Auflage ed.). Göttingen: Hogrefe-Verlag.

Henning, U. (2008, Oktober 7). *Mein Psychiater.* Retrieved Mai 21, 2009, from Zwangsstörungen: http://www.meinpsychiater.de/zwangsstoerungen.html

Hoffmann, N. (1990). *Wenn Zwänge das Leben einengen: Zwangsgedanken und Zwangshandlungen; Ursachen, Behandlungsmethoden und Möglichkeiten der Selbsthilfe.* Mannheim: PAL Verlag GmbH.

Kozak, M. J., & Foa, E. B. (2001). *Zwangsstörungen bewältigen. Ein kognitiv-verhaltenstherapeutisches Manual.* Bern: Verlag Hans Huber.

Lakatos, A., & Reinecker, H. (2007). *Kognitive Verhaltenstherapie bei Zwangsstörungen. Ein Therapiemanual* (3., überarbeitete Auflage ed.). Göttingen: Hogrefe Verlag GmbH & Co. KG.

Mitscherlich, A., Richards, A., & Strachey, J. (1973). *Sigmund Freud Studienausgabe. Zwang, Paranoia und Perversion* (Vol. VII). Frankfurt am Main: S. Fischer Verlag GmbH.

Oberbillig, R. (2009). Zwangserkrankungen: Ein fehlgeleiteter Versuch, Bedrohliches abzuwehren - Ein Fallbericht. *DE'IGNIS Magazin.*

Perugi, G., Hagop, G., Gemignani, A., Pfanner, C., Presta, S., Milanfranchi, A., et al. (1998, Juli 13). Episodic course in obsessive-compulsive disorder. *European Archives of Psychiatry and Clinical Neuroscience,* pp. 240-244.

Pfeifer, S. (2007). *Zwang und Zweifel. Zwanghaftes Verhalten, rätselhafte Rituale und obsessive Gedanken. Diagnose und Therapie.* Riehen: Psychatrie & Seelsorge Seminarheft.

Reis, J. (1997). *Ambiguitätstoleranz. Beiträge zur Entwicklung eines Persönlichkeitskonstrukts.* Heidelberg: Asanger Roland Verlag.

Ruthe, R. (1993). *Seelsorge-wie macht man das?* Gießen: Brunnen-Verlag.

Ruthe, R. (1996). *Wenn Zwänge das Leben beherrschen: Hilfen aus der Beratungspraxis.* Moers: Brendow Verlag.

van Dam, W. C. (1984). *Seelsorge in der Kraft des Geistes.* Metzingen: Verlag Ernst Franz.

Weltgesundheitsorganisation. (1992). *Internationale Klassifikation psychischer Störungen.* Geneva: World Health Organization.